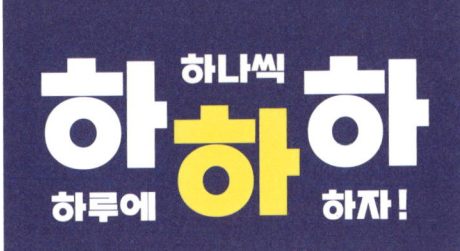

# 시니어를 위한
하하하 시리즈 05

## 점잇기 &
## 색칠북
### 12지신편

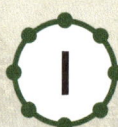

# 점을 이어 그림 그리기

어떤 그림이 나타날지 상상해보세요.
1부터 2번, 3번 순서대로 점을 연결하면 12지신 그림이 완성된답니다.
숫자를 세면서 그림도 그리고,
내가 만든 그림에 색칠하여 나만의 그림을 완성해보세요!

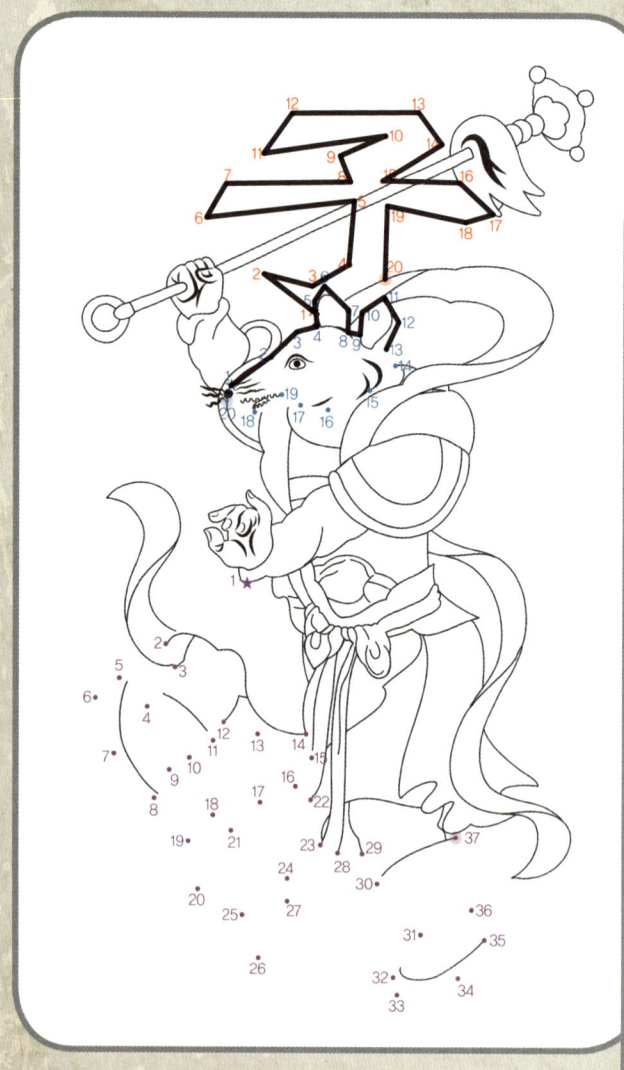
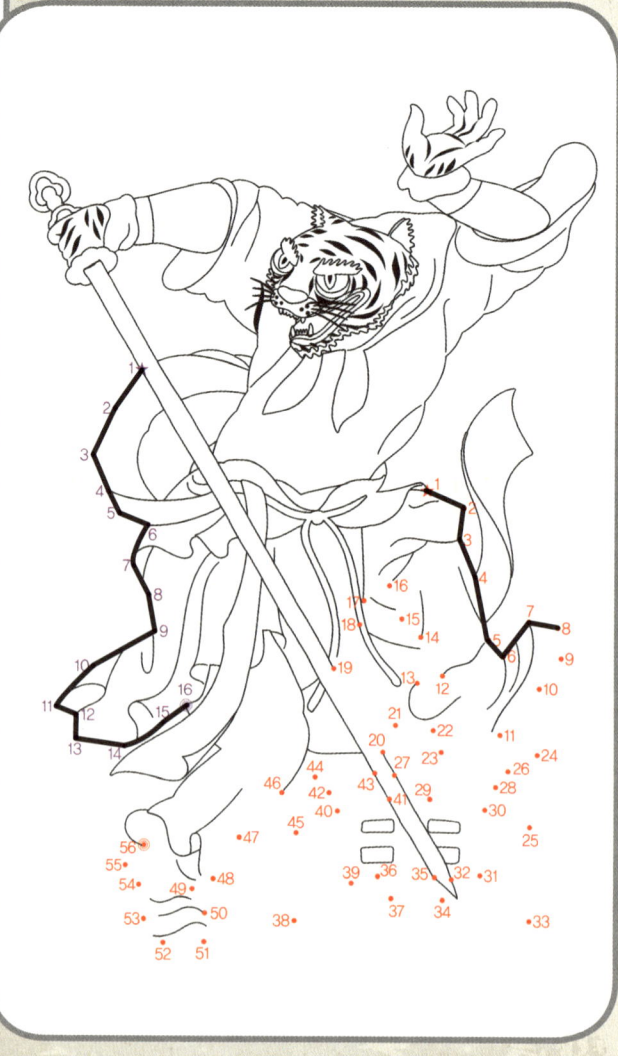

# 점을 잇는 방법

같은 색의 점들끼리 순서대로 연결해주세요!
꼭 ★1부터 시작하시고, ◎에서 끝내주세요.
번호를 건너뛰어 점을 잇지 않아요.
실수로 잘못 연결했어도 너무 걱정하지 마세요~!
다시 원래의 번호로 선을 이어주면 된답니다.

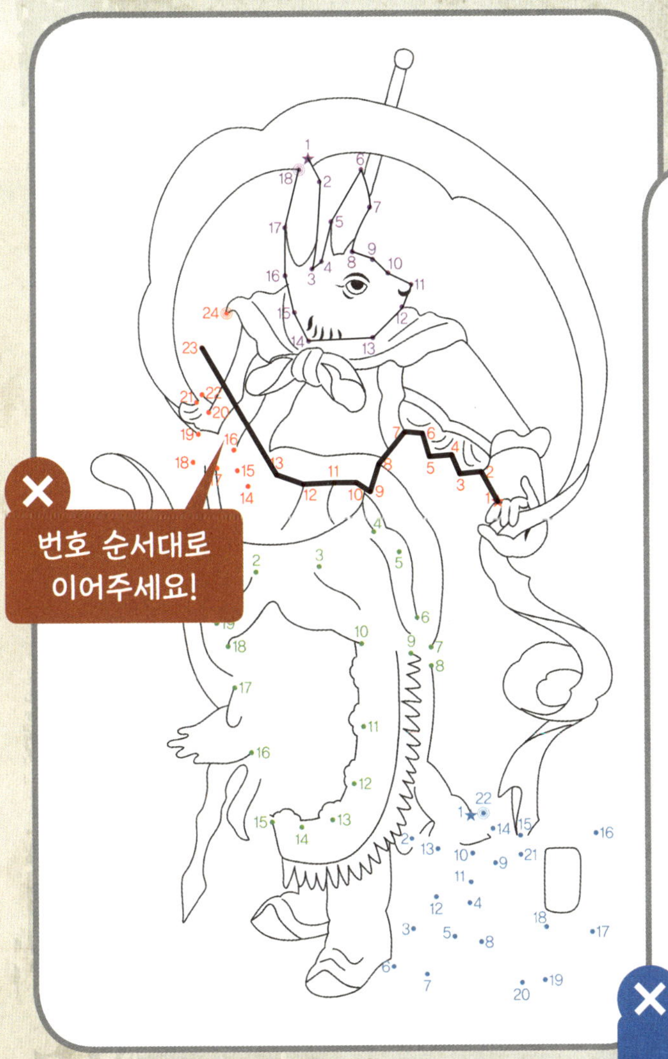

✗ 번호 순서대로 이어주세요!

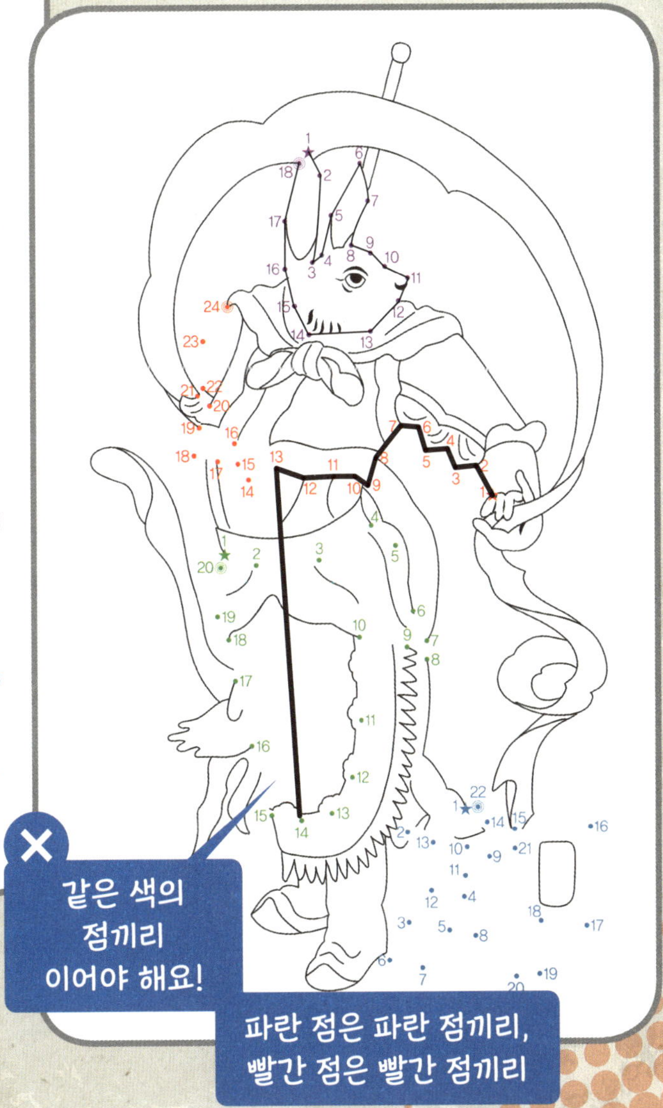

✗ 같은 색의 점끼리 이어야 해요!

파란 점은 파란 점끼리,
빨간 점은 빨간 점끼리

사용설명서

### 3
# 칠하기

원하는 색으로 색칠하여 나만의 12지신 그림을 만들어보아요!
어떻게 색을 칠해야 할지 어렵게 느껴진다면,
우선 그림과 똑같이 색칠해보며 자신감을 키워요.
천천히 점을 잇고 색을 칠하다 보면 어느새 익숙해져 있을 거예요.

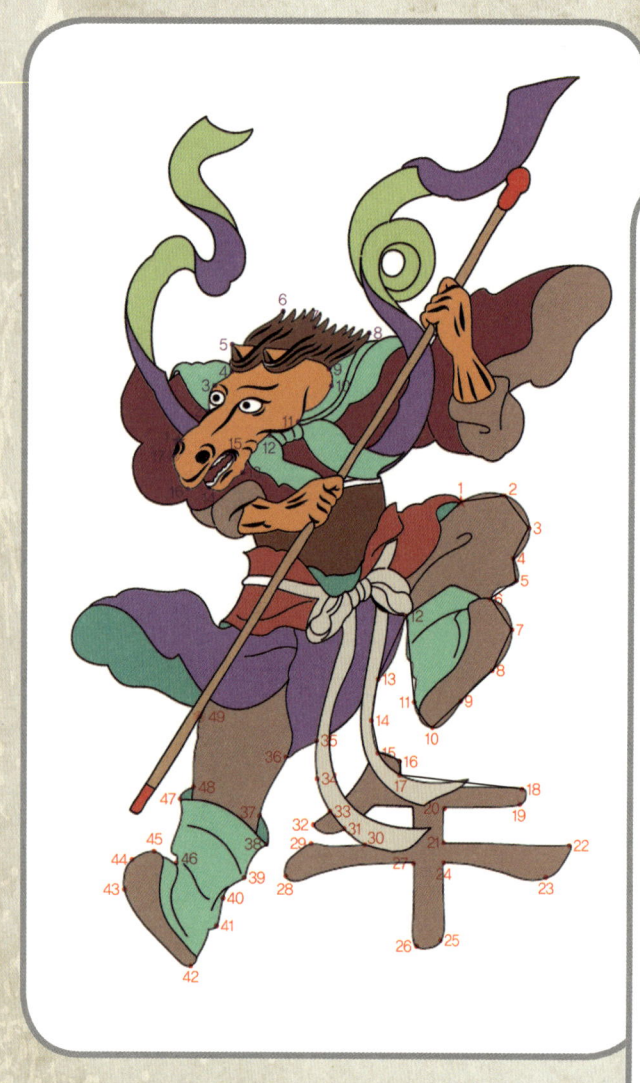

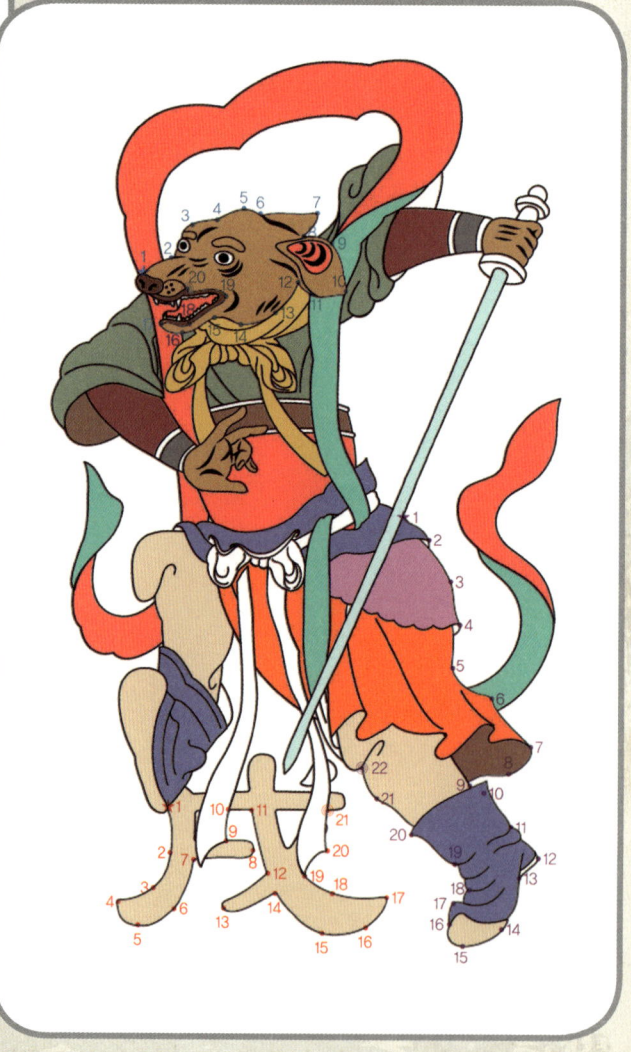

# 4
## 나만의 그림을 만들기

나만의 느낌으로, 내가 좋아하는 색으로 색칠하여
또 다른 느낌의 그림으로 색다른 즐거움을 느낄 수 있답니다.
색연필이나 마커 등 여러 가지 도구로 색칠하면 하나뿐인 그림 완성!

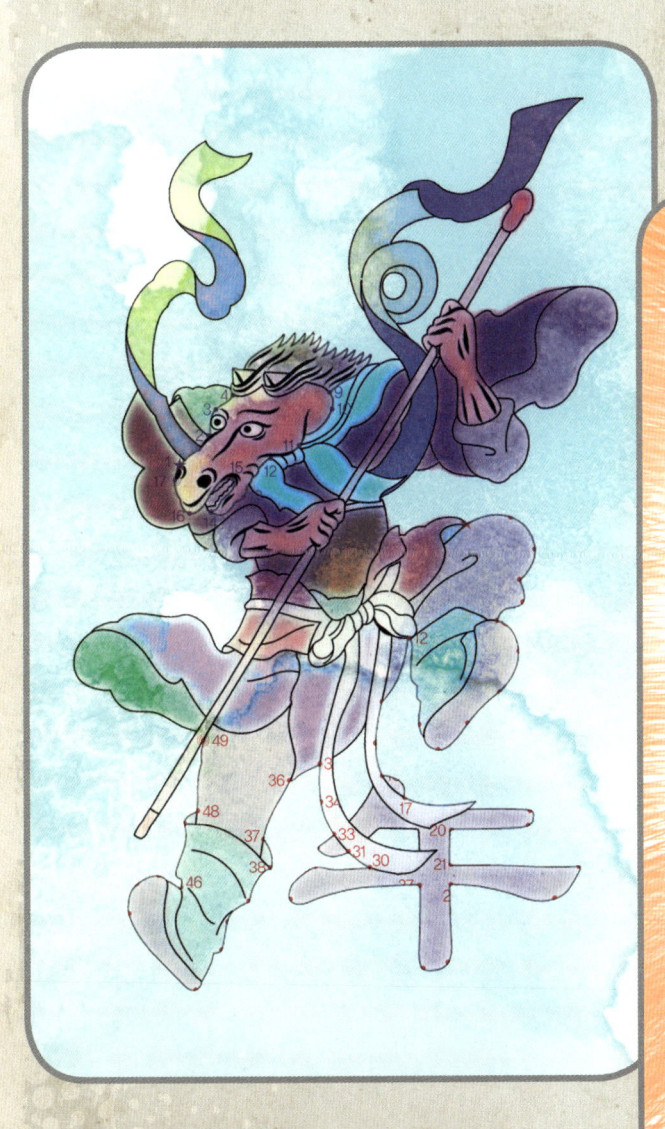
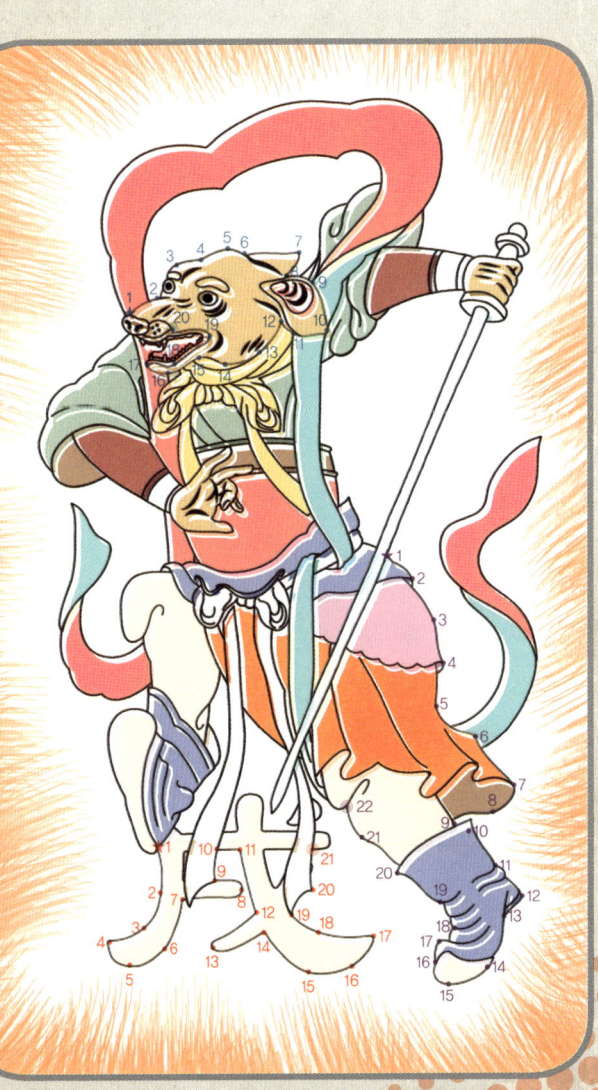

# 12지신 신화

십이지신은 땅을 지키는 12가지 짐승신이에요.
얼굴은 짐승이지만 사람의 몸을 가지고 있고,
서로 다른 무기를 들고 12방위를 지킨다고 해요.

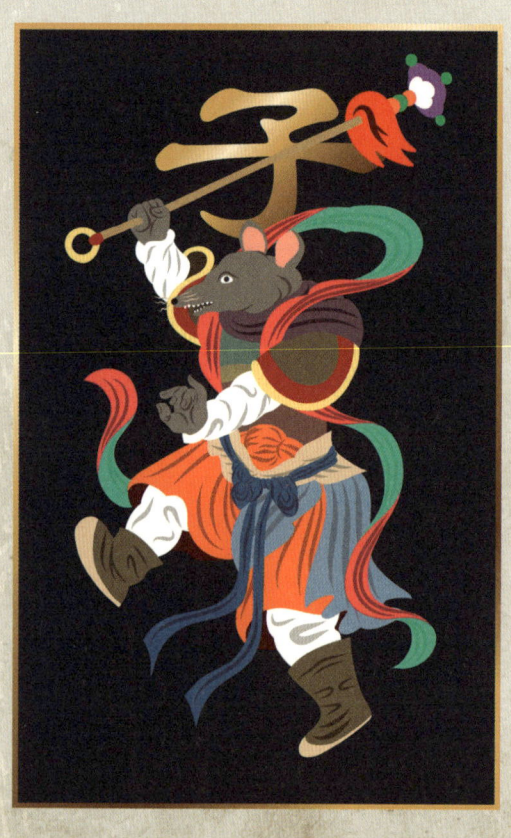

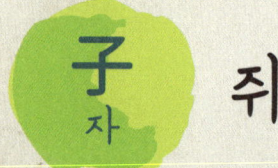

子
자
쥐

쥐신은 광명의 물을 채워주는
만월보살(滿月菩薩)이에요.
광명의 물을 먹어 치우는 악마를
퇴치하기 위해 내려왔다고 해요.

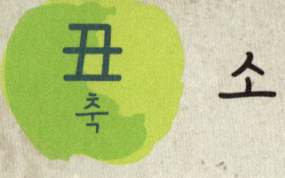

丑
축
소

소신은 눈과 손을 고쳐 주는
천수천안보살(千手千眼菩薩)이에요.
인간의 잘못된 눈과 손을 고쳐 주기 위해
내려왔다고 해요.

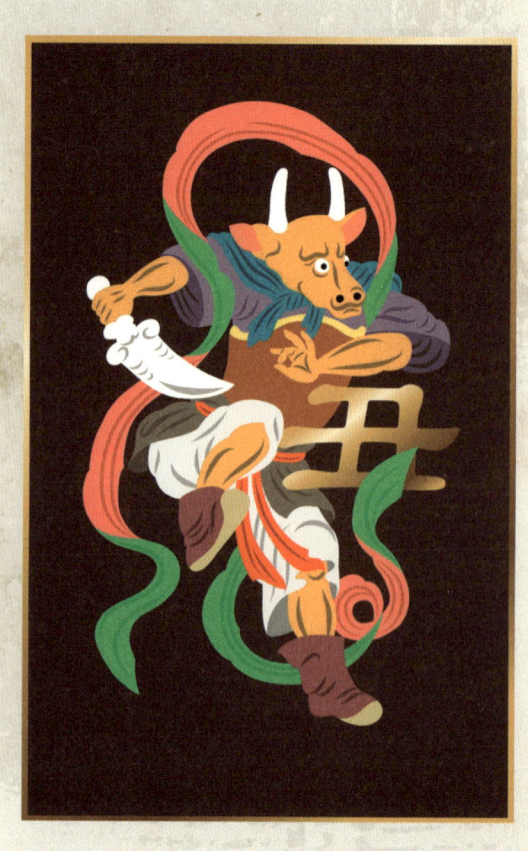

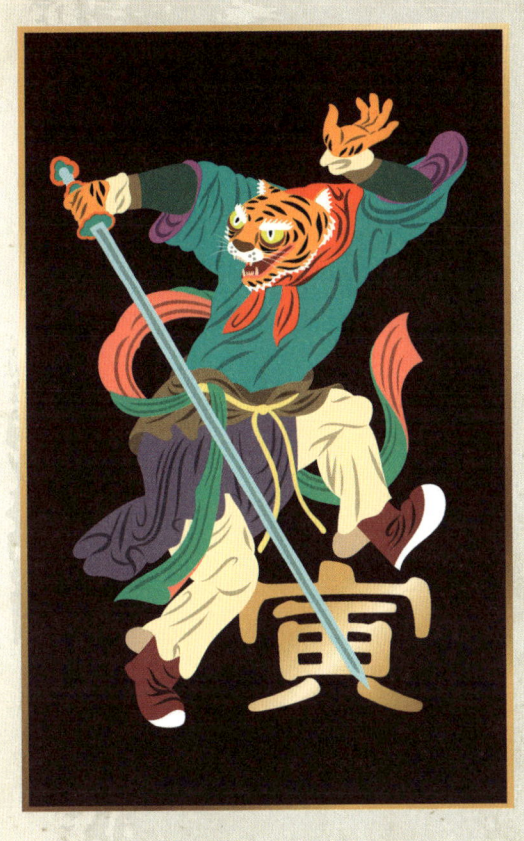

寅
인  호랑이

호랑이 신은 모든 별나라를 지배하는
물 보살이며, 권능의 큰 수레바퀴를 움직이는
대륜보살(大輪菩薩)이에요.
인간 세상의 권능을 다스리기 위해
수레바퀴를 직접 타고 내려왔다고 해요.

卯
묘  토끼

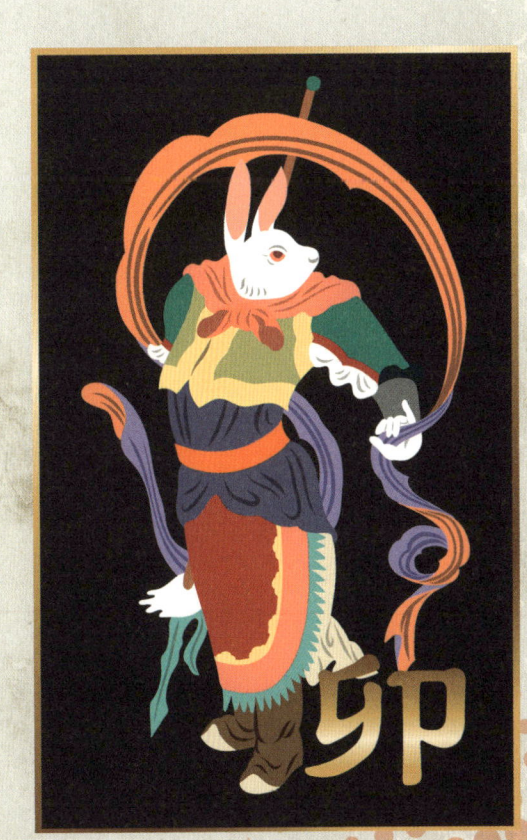

토끼신은 세상의 암흑을 막기 위해
달에 광명의 물을 붓는 수월보살(水月菩薩)
이에요. 하지만 광명의 물을 붓는 일보다
물에 비친 모든 달을 실제 달로 만드는 일에
더욱 노력하였고, 상제의 미움을 받게
되었어요. 직접 그 달을 건져 오라는
상제의 명령을 받고 내려왔다고 해요.

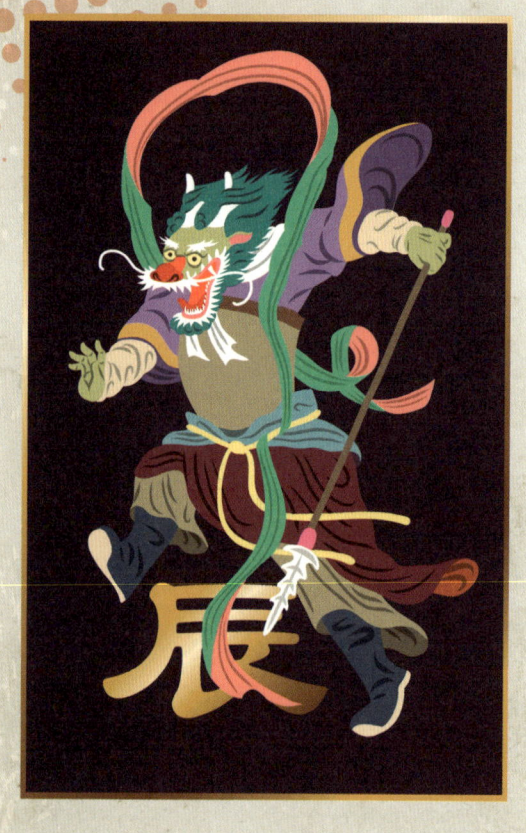

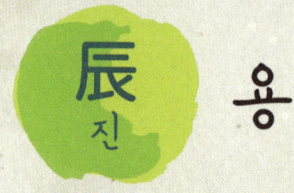

辰
진 용

용신은 구원의 목소리를 듣고 소망을 들어주는 관세음보살(觀世音菩薩)이에요. 미처 들어주지 못했거나 잘못 보고하여 혜택을 받지 못한 이들을 도와주기 위해 내려왔다고 해요.

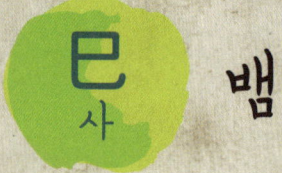

巳
사 뱀

뱀신은 중생을 일깨워 지혜의 등불을 밝혀 주고 몽매한 중생들을 가르쳐 올바르게 살도록 교육하는 관자재보살(觀自在菩薩)이에요. 모든 중생의 근기를 실제로 체험하고자 내려왔다고 해요.

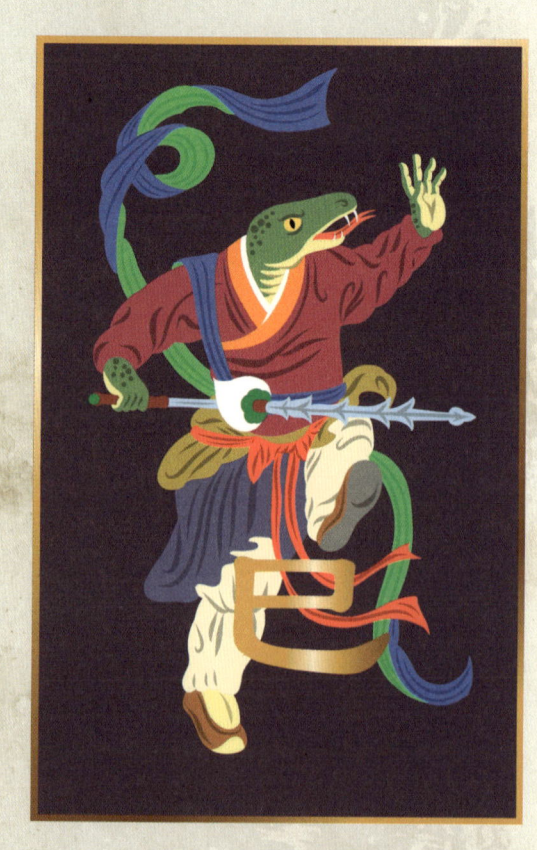

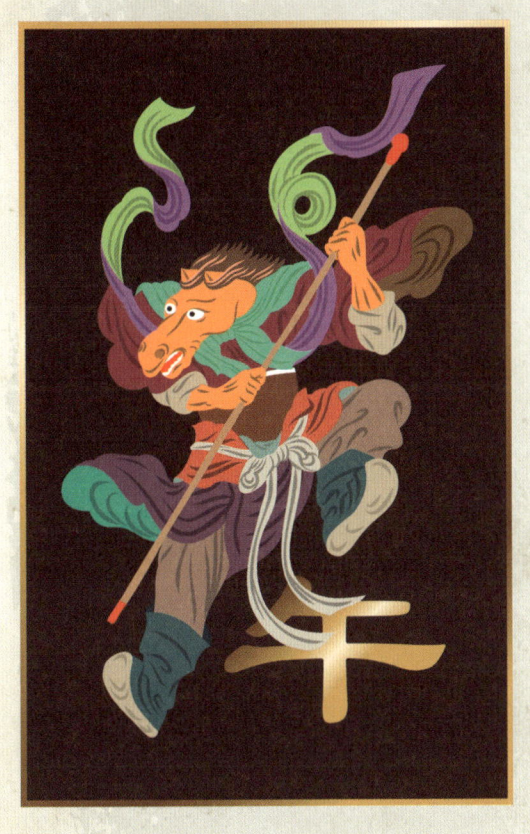

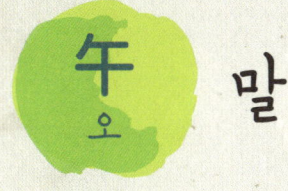
午
오 말

말신은 아미타부처님의 지시로 인도 환생하는 인간과 신들에게 여의주를 만들어주어 세상살이를 풍족하게 해주는 여의륜보살(如意輪菩薩)이에요. 여의주를 충분히 이용하지 못하고 시궁창에 묻어 버리는 인간들에게 그 용도를 정확히 알려주고자 내려왔다고 해요.

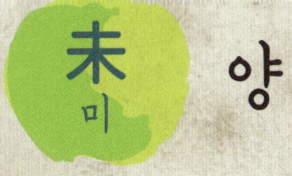
未
미 양

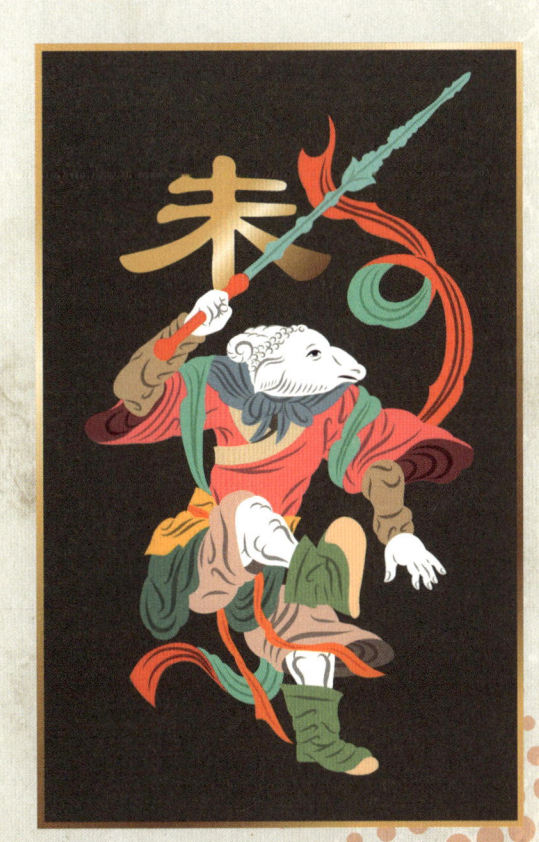

양신은 세계를 두루 살펴 그 실정을 아미타부처님께 보고하고 평온하게 하는 대세지보살(大勢至菩薩)이에요. 가장 복잡다단한 인간 세상을 시찰하고자 내려왔다고 해요.

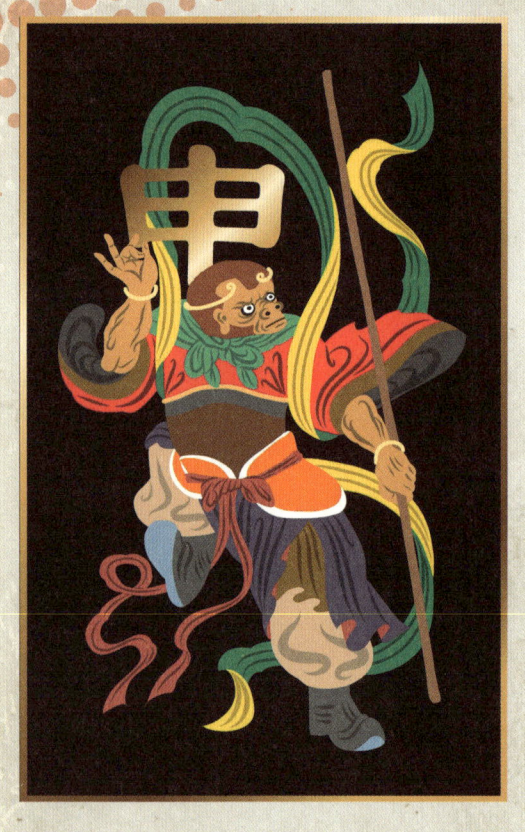

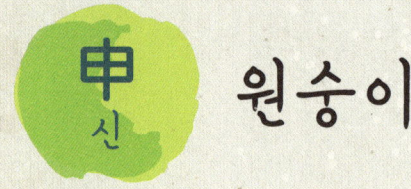

# 원숭이

원숭이신은 신들이 방문할 때, 성격과 변화에 대응할 수 있는 11개의 각각 다른 얼굴을 지닌 십일면보살(十一面菩薩)이에요.
인간 세상에 내려가 수만 수억 개의 얼굴들을 다 접하여 평정하라는 명령을 받고 내려왔다고 해요.

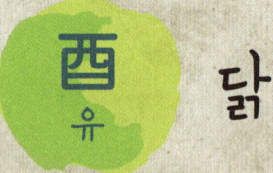

# 닭

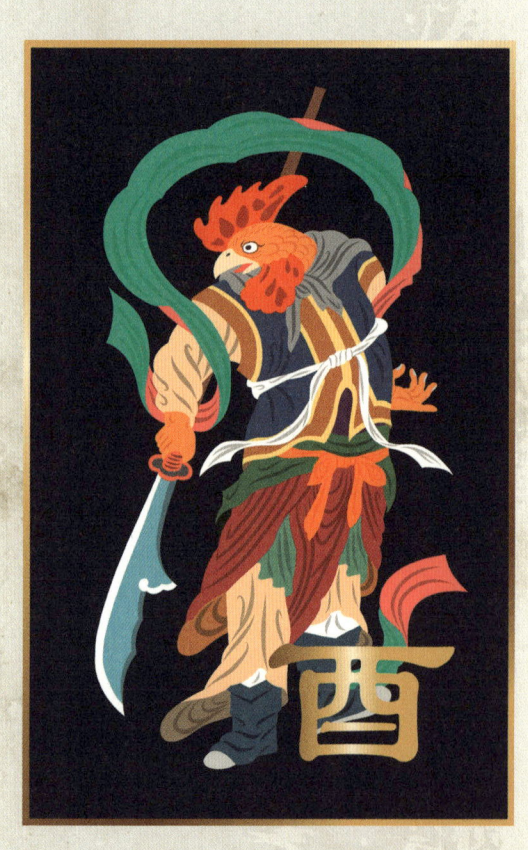

닭신은 혼란을 일으키는 악마를 무찌르고, 불의를 물리치고 선을 지키는 군다리보살(軍茶利菩薩)이에요.
깜빡 조는 순간 들이닥친 악마들이 인간 세상을 혼란스럽게 하였기 때문에, 큰 칼을 들고 악마를 무찌르기 위해 내려왔다고 해요.

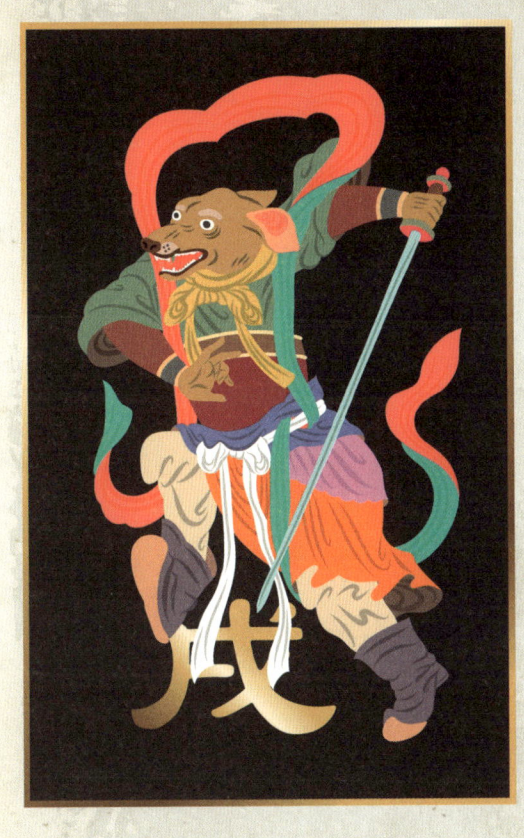

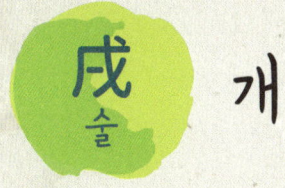 개

개신은 신들이 모일 때 흥겹도록
예술을 연출하여 심오한 신비경을 펼쳐 주는
정취보살(定聚菩薩)이에요.
그러나 자신의 취향에 빠져 신들의 불평을
사고, 불화를 일으켜 아미타부처님의
노여움을 사게 되어 내려왔다고 해요.

亥
해  돼지

돼지신은 우주의 근원 시간과 공간의
주역으로, 신들과 보살을 지휘·감독하는
아미타불(阿彌陀佛)이에요.
인간 생명의 연장과 공간의 한계를
알아보기 위해 내려왔다고 해요.

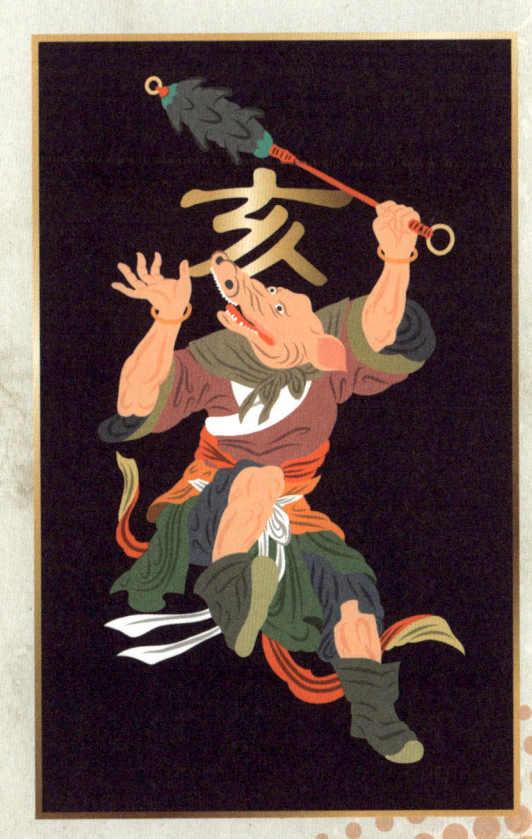

# 12지신 설화

우리의 띠이기도 한 12지신은 어떻게 순서가 정해졌을까요?
이에 관련된 아주 재미있는 설화가 있어요!

아득히 먼 옛날 옥황상제가 동물들을 모아
"정월 초하루 아침 나에게 세배를 하러 오거라.
빨리 오면 일등상을 줄 것이고 12등까지 입상할 것이다."라고 말씀하셨어요.
많은 동물이 열심히 운동하기 시작했고, 머리를 쓰고 눈치를 보는 동물들도 있었어요.

달리기, 경주라면 소는 1등을 할 자신이 없었어요. 말이나 개, 호랑이에게는 어림도 없고, 돼지, 토끼에게도 가망이 없다고 생각했지요. 그래서 소는 부지런하게 남들보다 일찍 출발해야겠다고 생각했어요. 소는 남들이 다 잠든 그믐날 밤, 길을 떠났어요.

덩치 큰 동물들 사이에서 어떻게 하면 1등을 할 수 있을까 곰곰이 생각해 보던 쥐 역시 도저히 승산이 없다고 판단했어요.
눈치 빠른 쥐는 소의 작전을 알아채고 마구간으로 숨어들어 소의
꼬리에 붙었어요.
드디어 동이 틀 무렵, 소가 옥황상제의 궁전 앞에 도착했어요!
문이 열리는 순간 쥐는 힘차게 소의 앞으로 뛰어 내려가 가장 먼저 문안에 들어갔어요.
밤낮없이 끈기 있게 달린 소를 제치고 꾀로 1등을 차지해버렸죠.

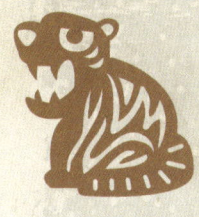 당연히 1등이라 생각한 호랑이는 천리를 쉬지 않고 달렸지만 3등으로 도착했어요.

달리기에 자신이 있던 토끼는 도중에 낮잠을 자는 바람에 4등이 되었고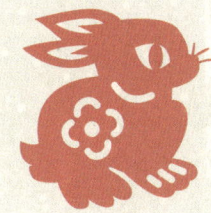

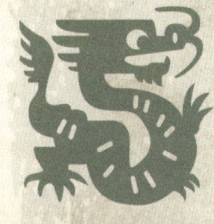 용은 하늘을 날아올 수 있었지만, 악천후 때문에 5등을 했어요.

발이 없는 뱀은 용의 구름에 감겨 와 6등을 했어요.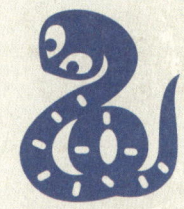

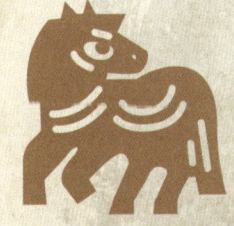 말은 정직하게 달려서 7등을 하였고

닭은 아침에 해가 뜬 걸 보고 울다가 10등을 했어요.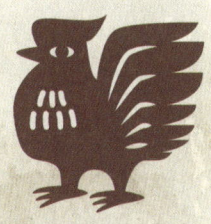

 개는 울고 있는 닭을 보며 짖다가 11등을 했고

돼지는 똥을 싸다가 늦어서 12등을 했다고 합니다.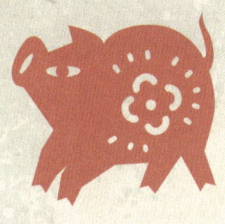

# 접잇기 목차

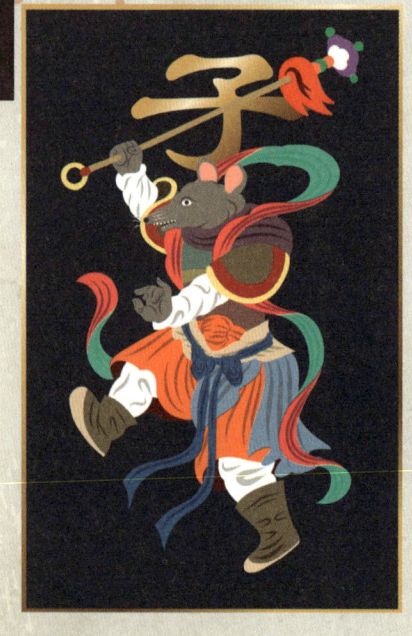
子 자 쥐

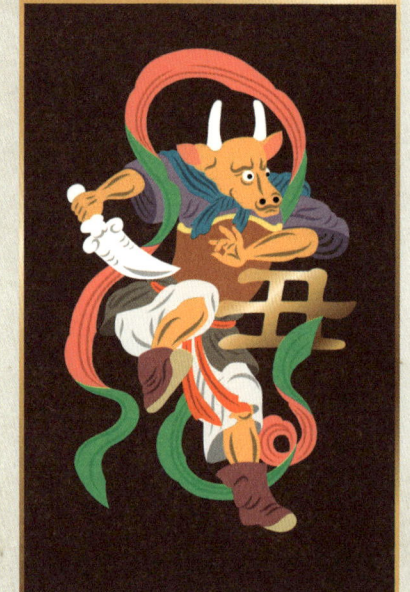
丑 축 소

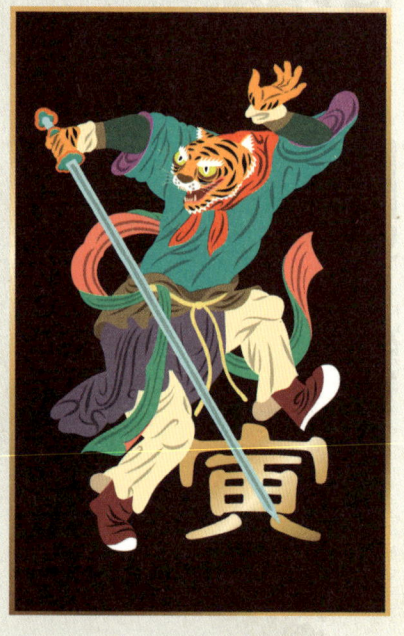
寅 인 호랑이

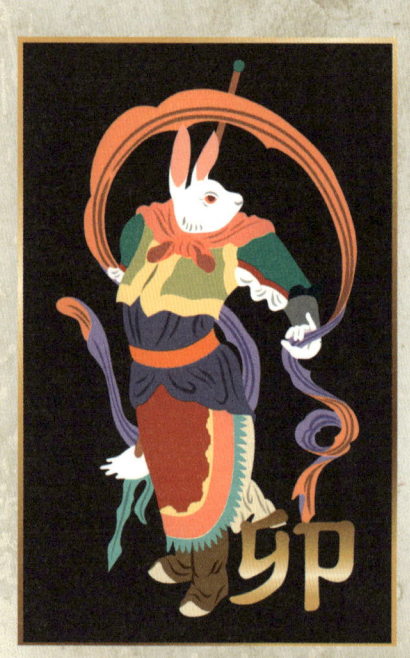
卯 묘 토끼

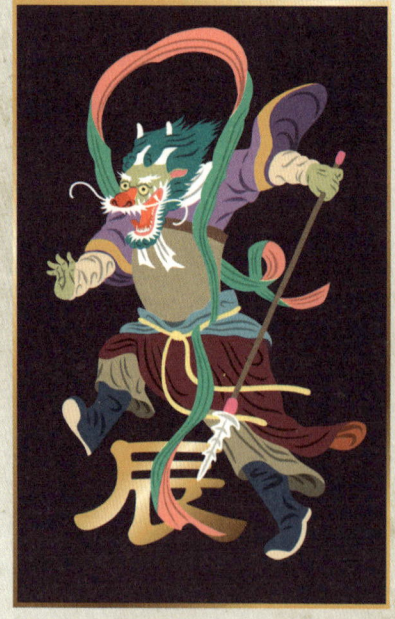
辰 진 용

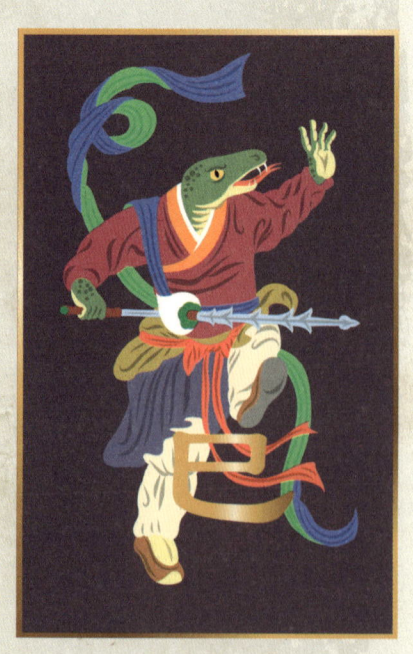
巳 사 뱀

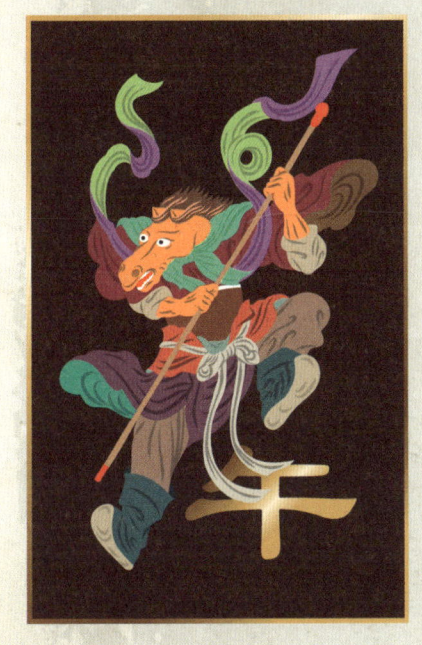
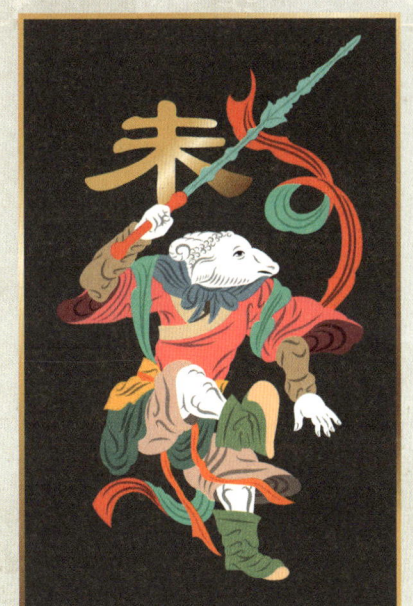
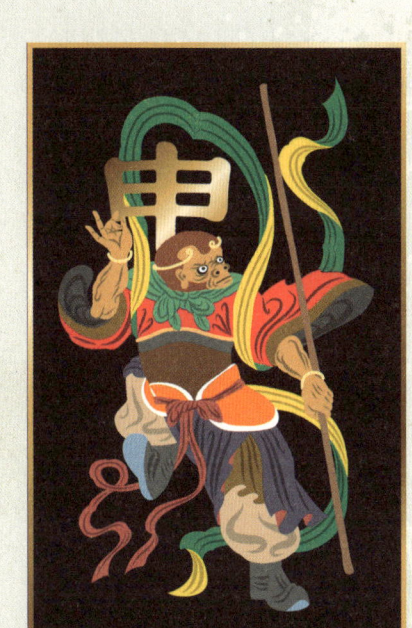

午오 말　　未미 양　　申신 원숭이

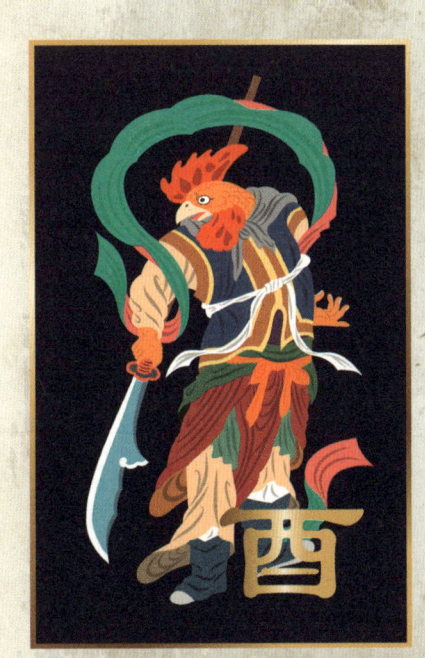
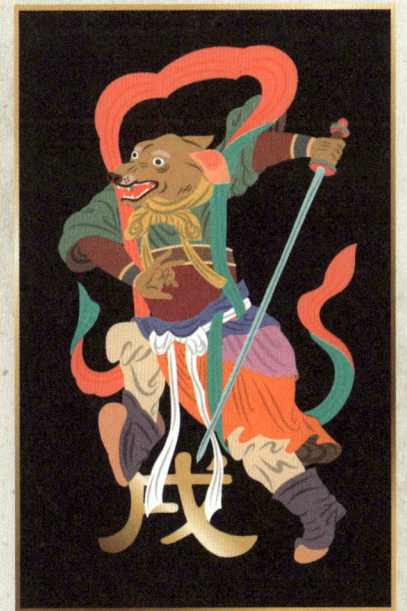
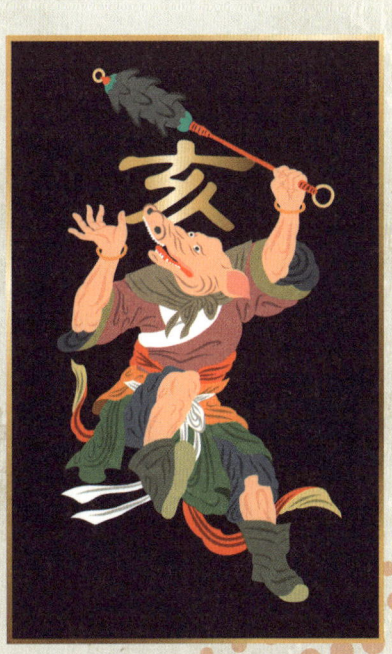

酉유 닭　　戌술 개　　亥해 돼지

색칠북 목차

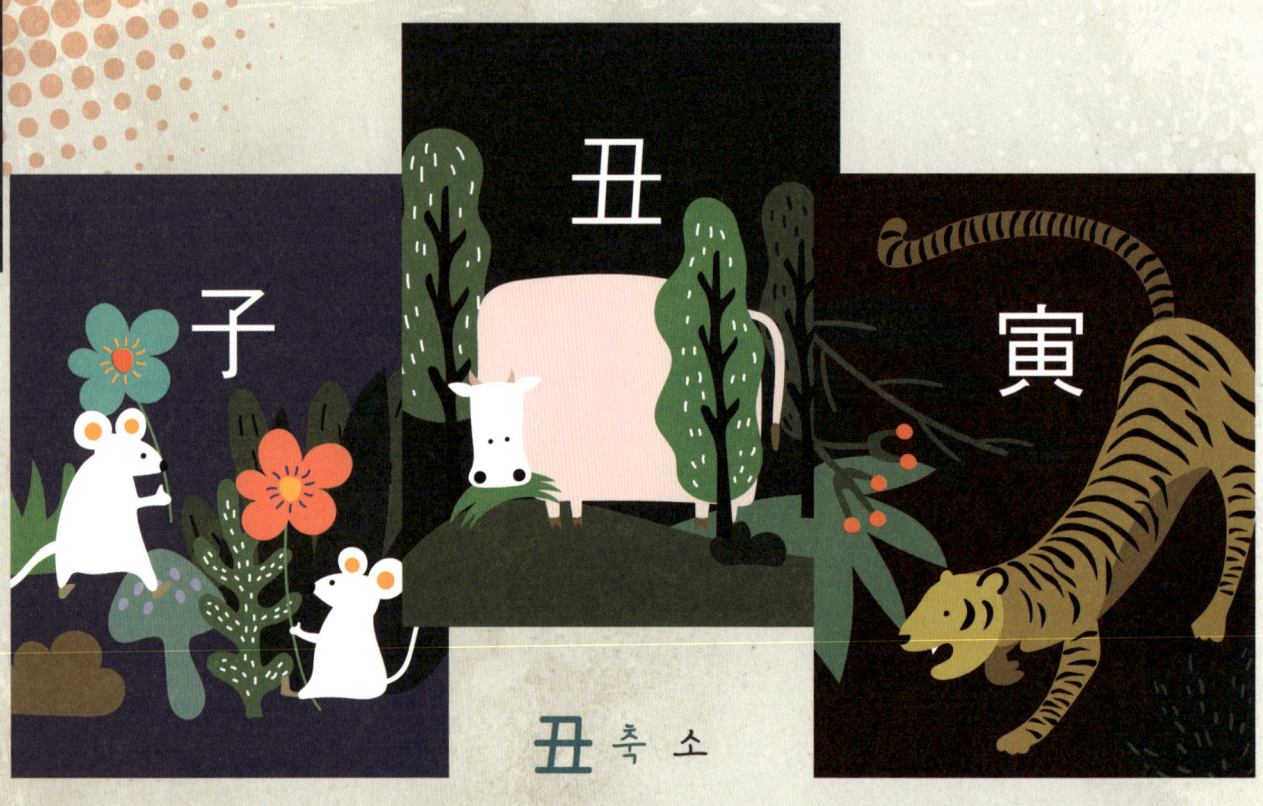

子 자 쥐
丑 축 소
寅 인 호랑이

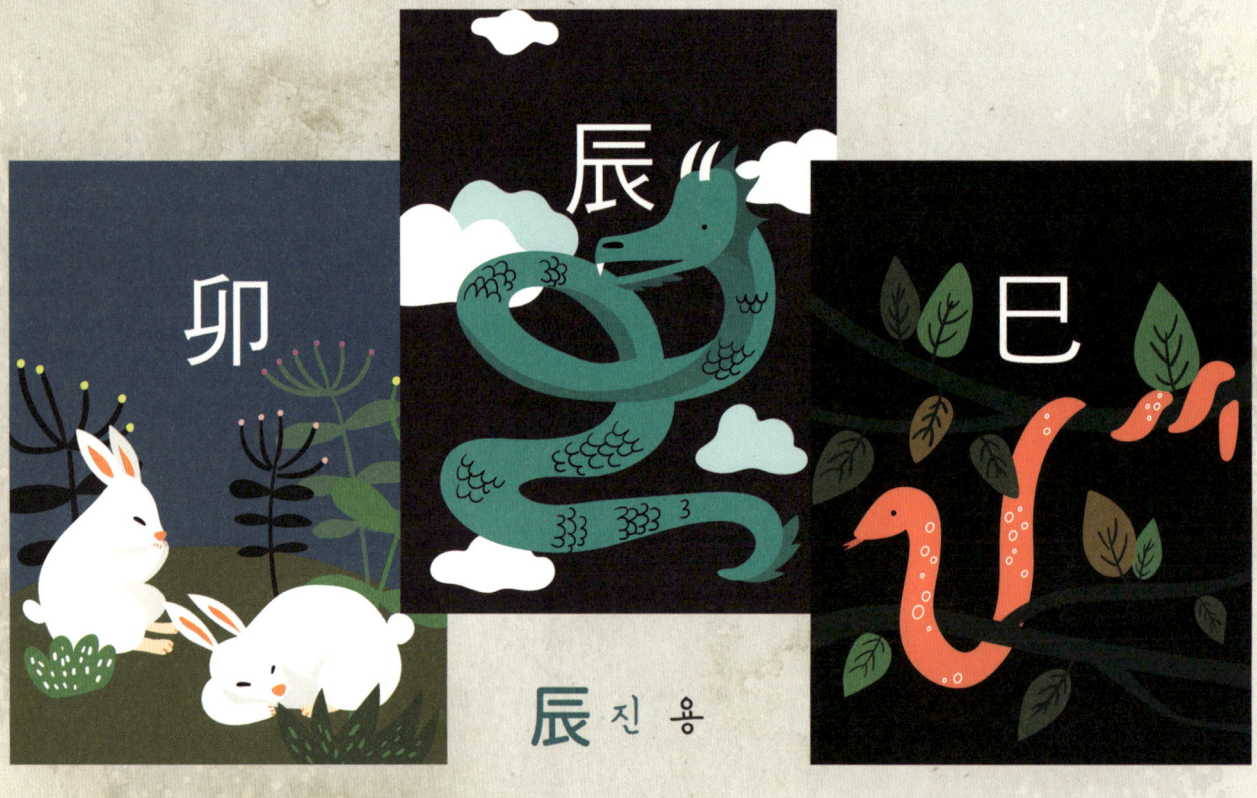

卯 묘 토끼
辰 진 용
巳 사 뱀

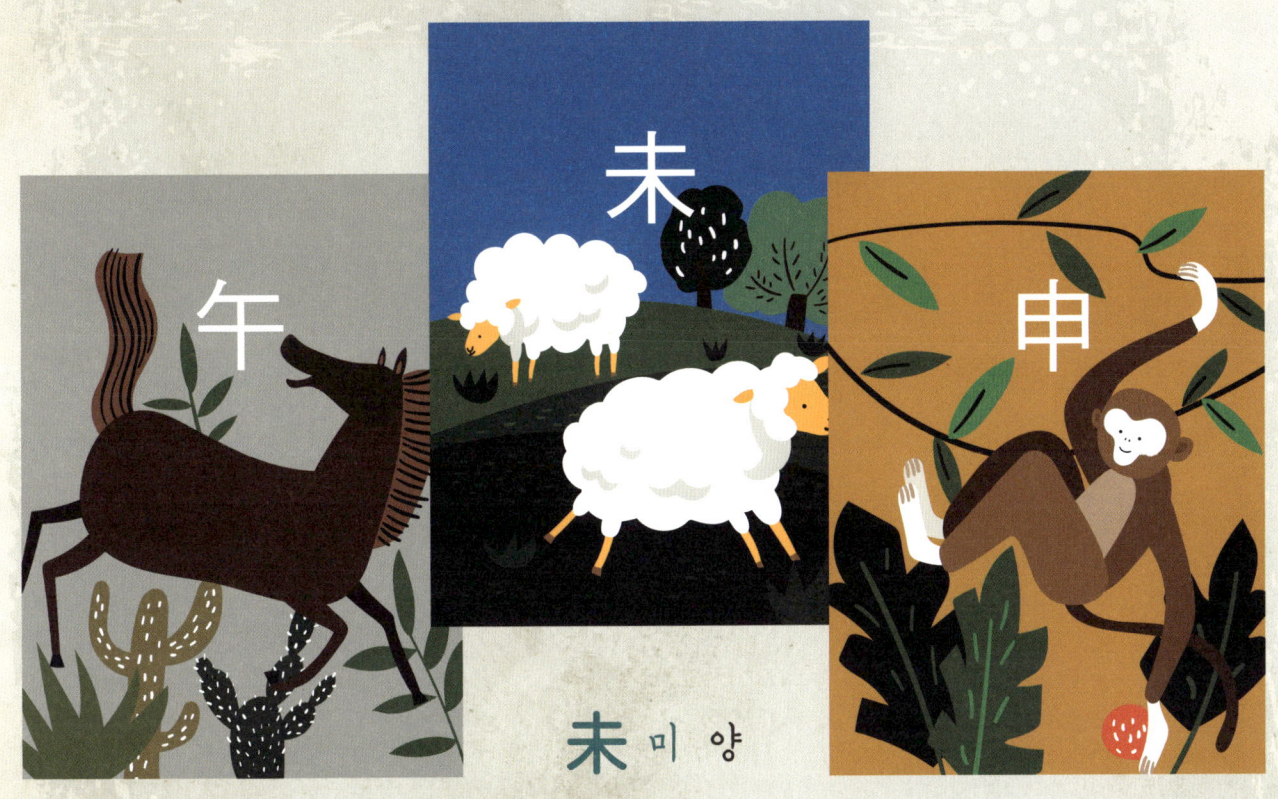

未 미 양

午 오 말        申 신 원숭이

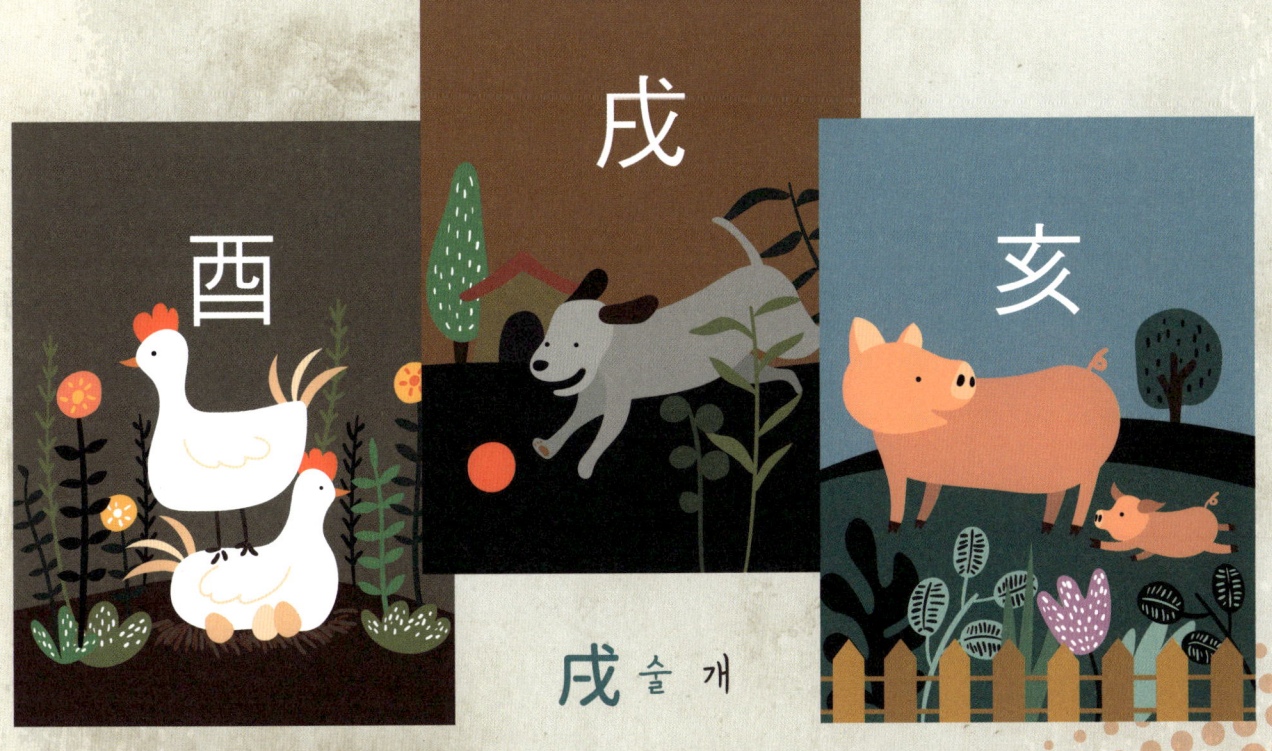

戌 술 개

酉 유 닭        亥 해 돼지

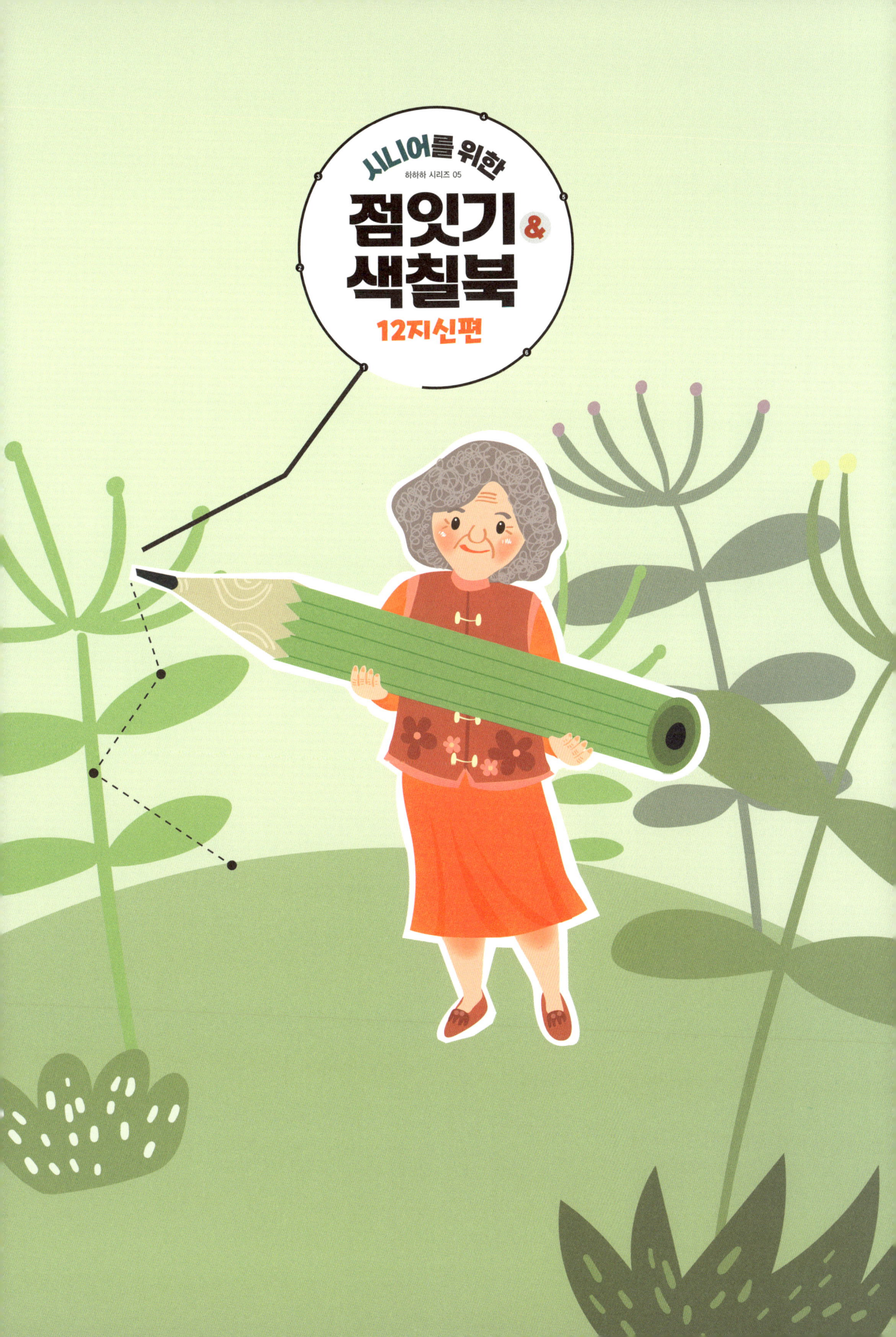

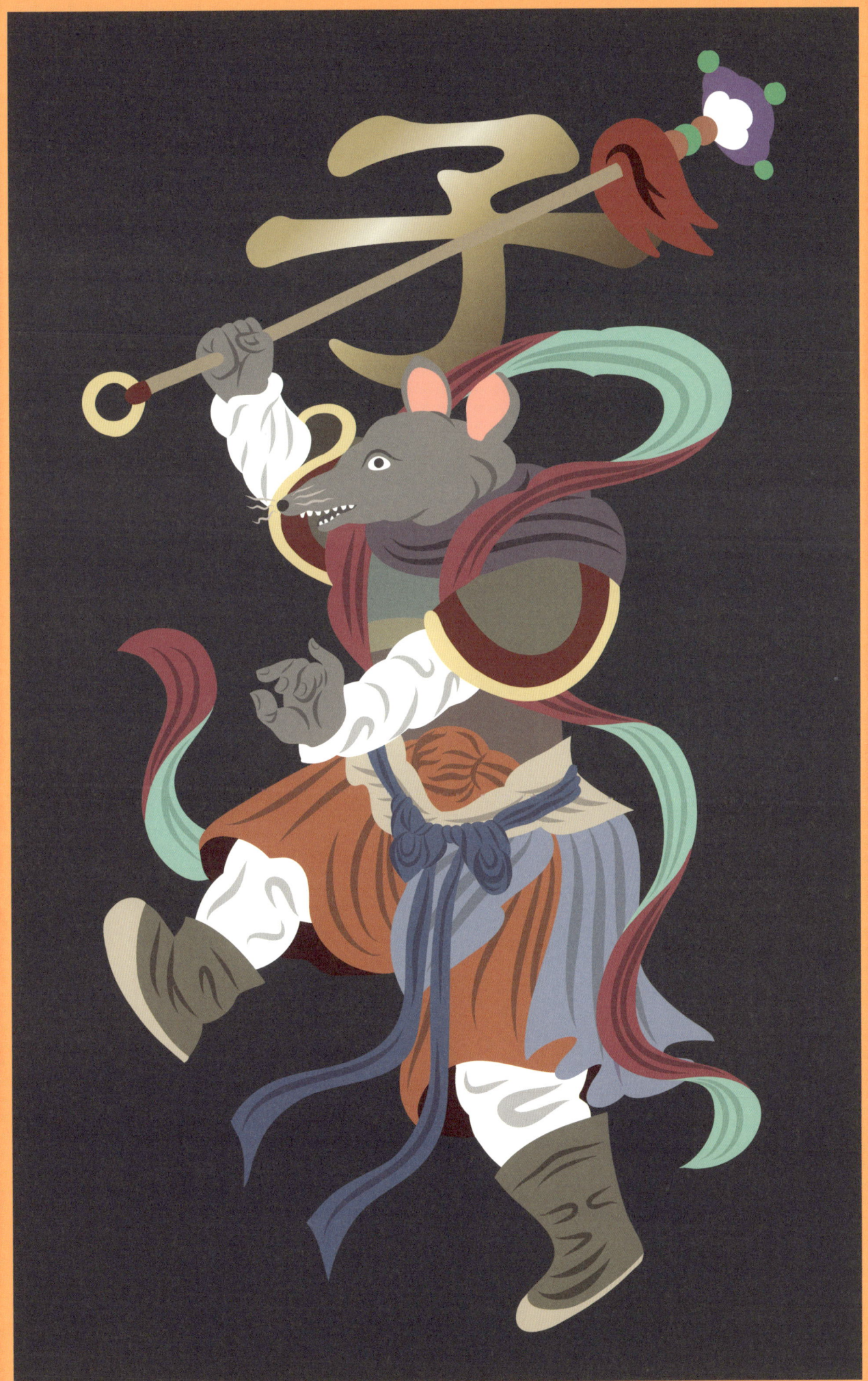

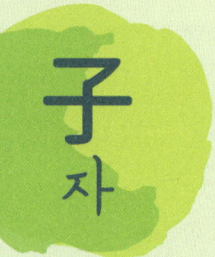

### 쥐 - 솔직, 담백

내 몸과 남의 몸에 광명이 있도록 정성을 다하는 신이에요. 인연을 이어주는 안내자 역할을 하고, 고지 정복을 목표 삼아 마음먹은 일을 완성합니다.

## 따라 해보세요

★1부터 ◎까지 번호 순서대로 점을 이으면 완성되는 그림!
두께와 색이 다양한 펜으로 선을 그리면 다른 느낌을 줄 수 있어요!
그림을 완성한 후 색연필, 마커, 크레파스 등으로 다양하게 색칠해보세요!

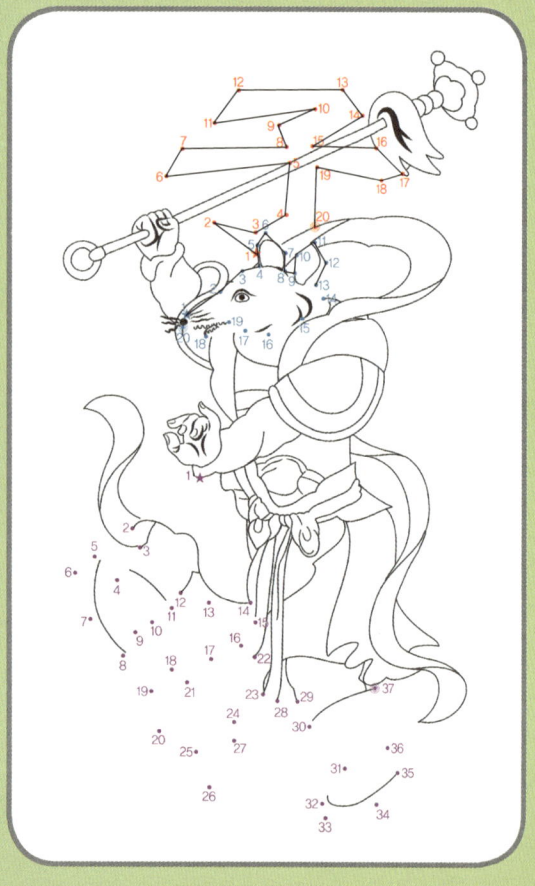
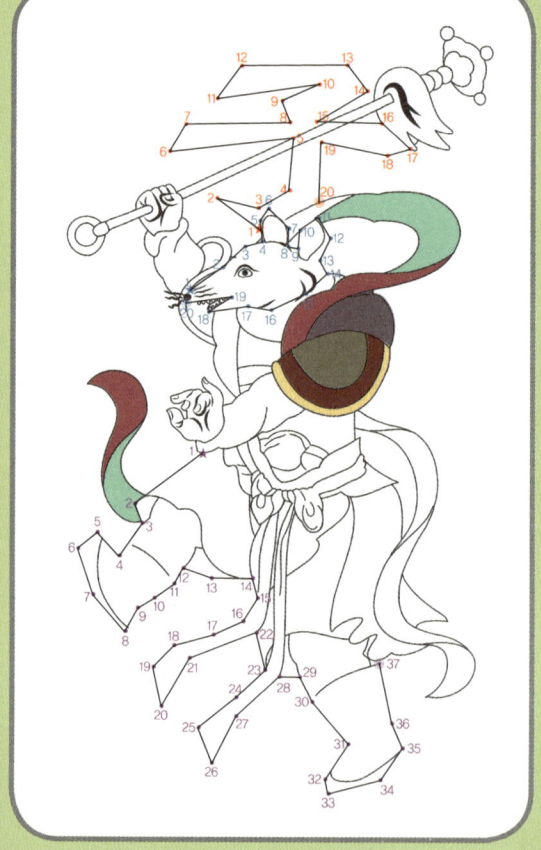

**1** ★1번부터 시작해서 같은 색의 ◎까지 번호 순서대로 점을 이어보세요!

**2** 완성한 그림에 색칠하여 나만의 그림을 완성해보세요!

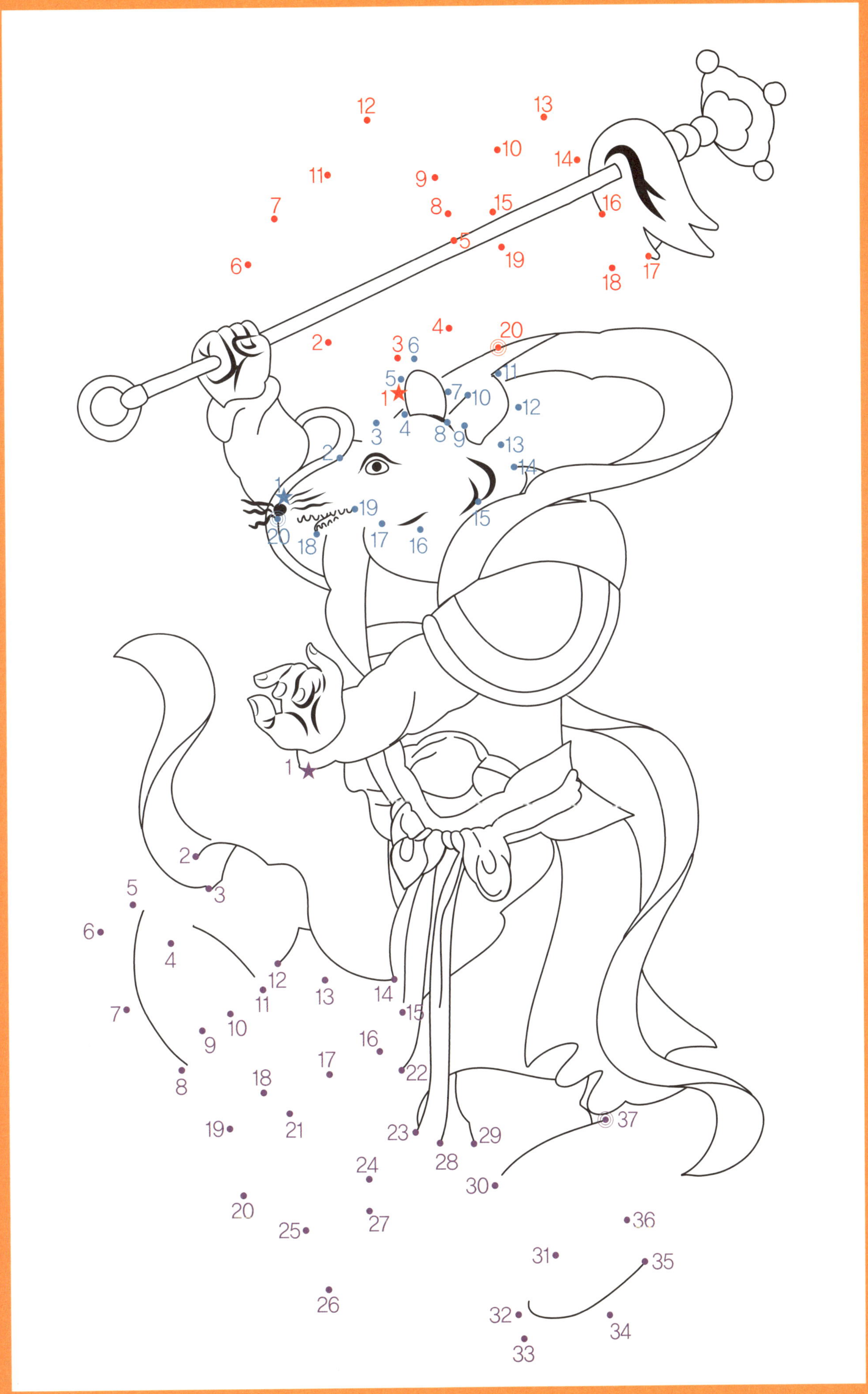

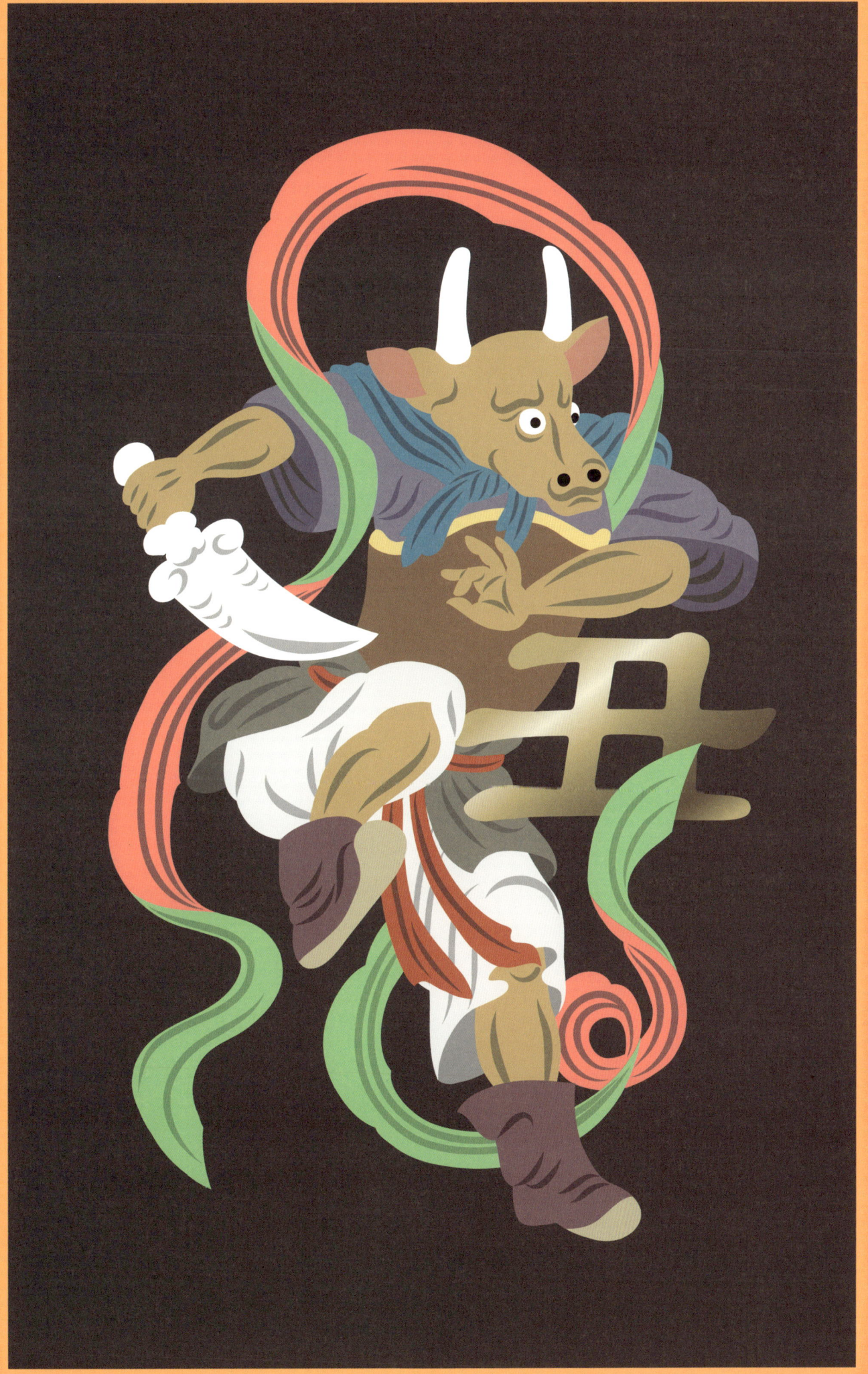

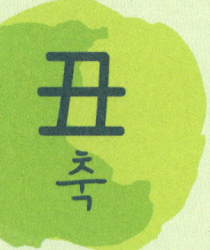

**소** - 우직, 믿음직스러움

위덕이 높아 중생을 모두 깨우치려는 신이에요. 역경의 시련을 극복하고 간사한 말에 주관 있는 자세로 흔들리지 않습니다. 자연의 법칙에 순응하며 운명을 홀로 개척해나가요.

## 따라 해보세요

★1부터 ◎까지 번호 순서대로 점을 이으면 완성되는 그림!
두께와 색이 다양한 펜으로 선을 그리면 다른 느낌을 줄 수 있어요!
그림을 완성한 후 색연필, 마커, 크레파스 등으로 다양하게 색칠해보세요!

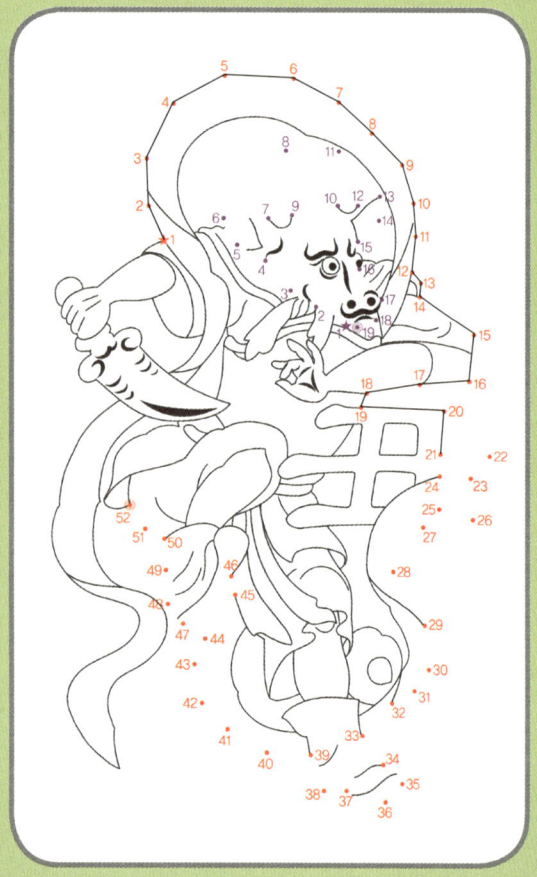
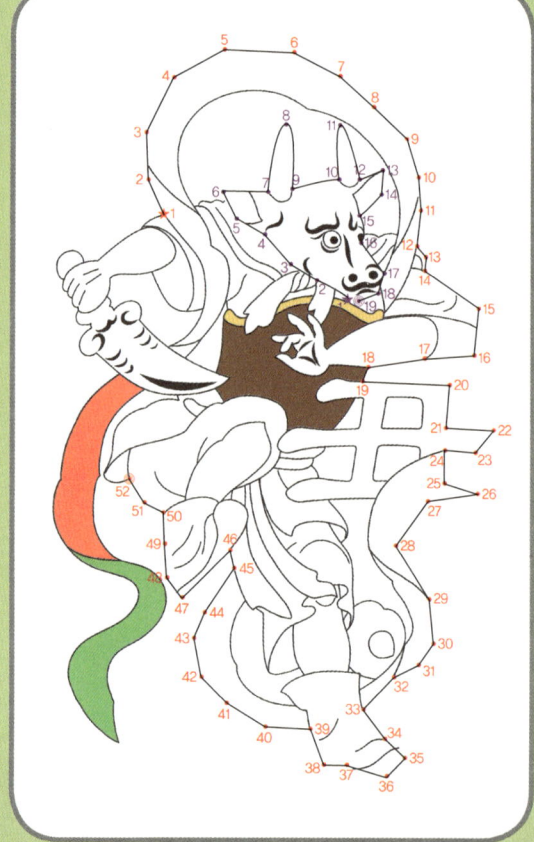

**1** ★1번부터 시작해서 같은 색의 ◎까지 번호 순서대로 점을 이어보세요!

**2** 완성한 그림에 색칠하여 나만의 그림을 완성해보세요!

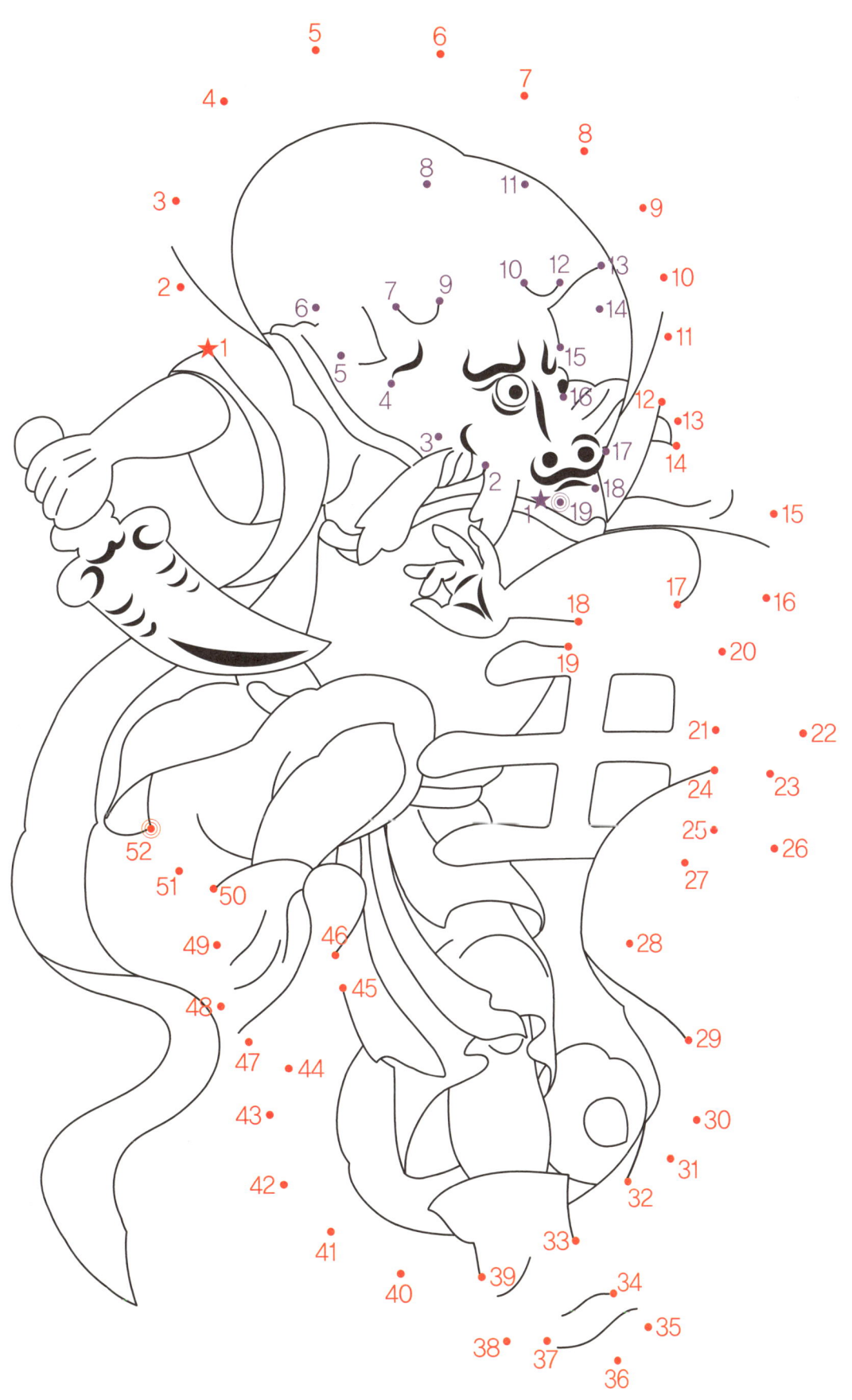

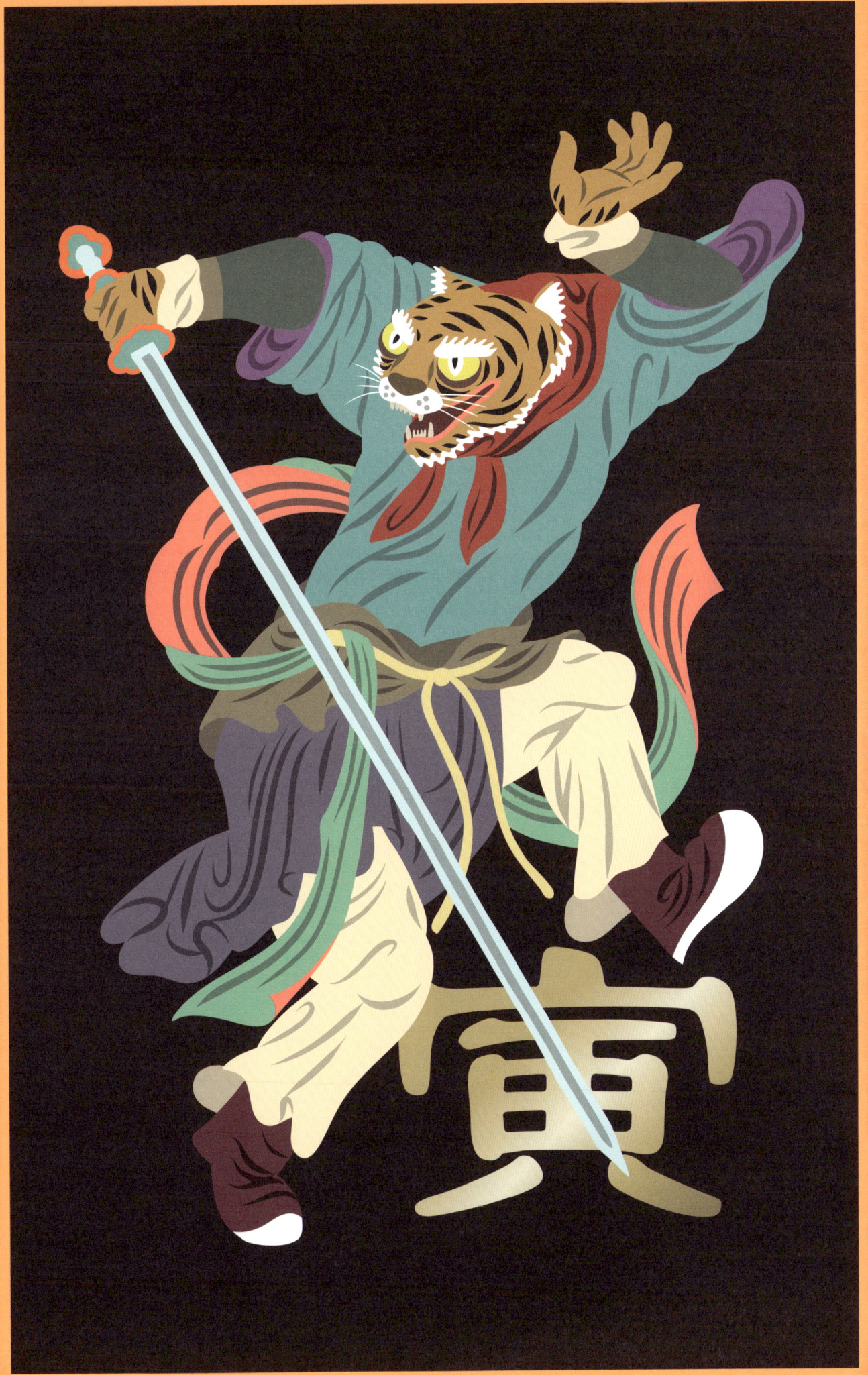

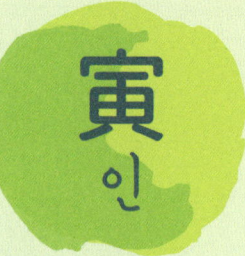

## 寅 인

**호랑이** - 충동성, 원기 왕성함

욕망에 만족하며 결핍되지 않게 하는 신이에요. 새로운 일을 만들어가는 험난한 역경에서도 끝까지 마무리하고, 항상 유쾌하고 발랄해요.

# 따라 해보세요

★1부터 ◎까지 번호 순서대로 점을 이으면 완성되는 그림!
두께와 색이 다양한 펜으로 선을 그리면 다른 느낌을 줄 수 있어요!
그림을 완성한 후 색연필, 마커, 크레파스 등으로 다양하게 색칠해보세요!

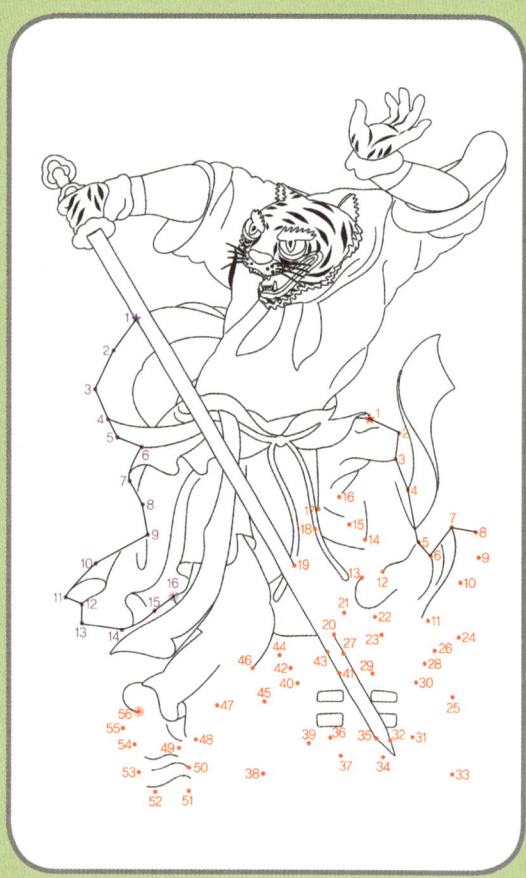 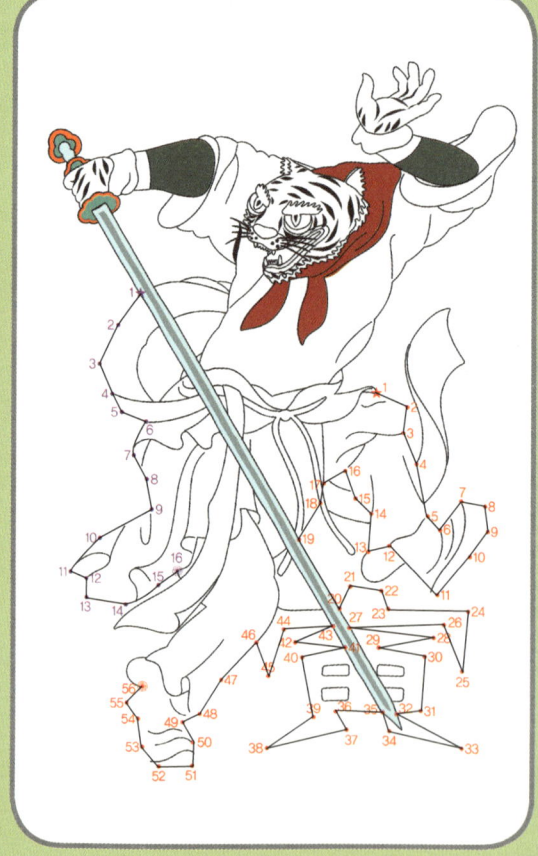

**1** ★1번부터 시작해서 같은 색의 ◎까지 번호 순서대로 점을 이어보세요!

**2** 완성한 그림에 색칠하여 나만의 그림을 완성해보세요!

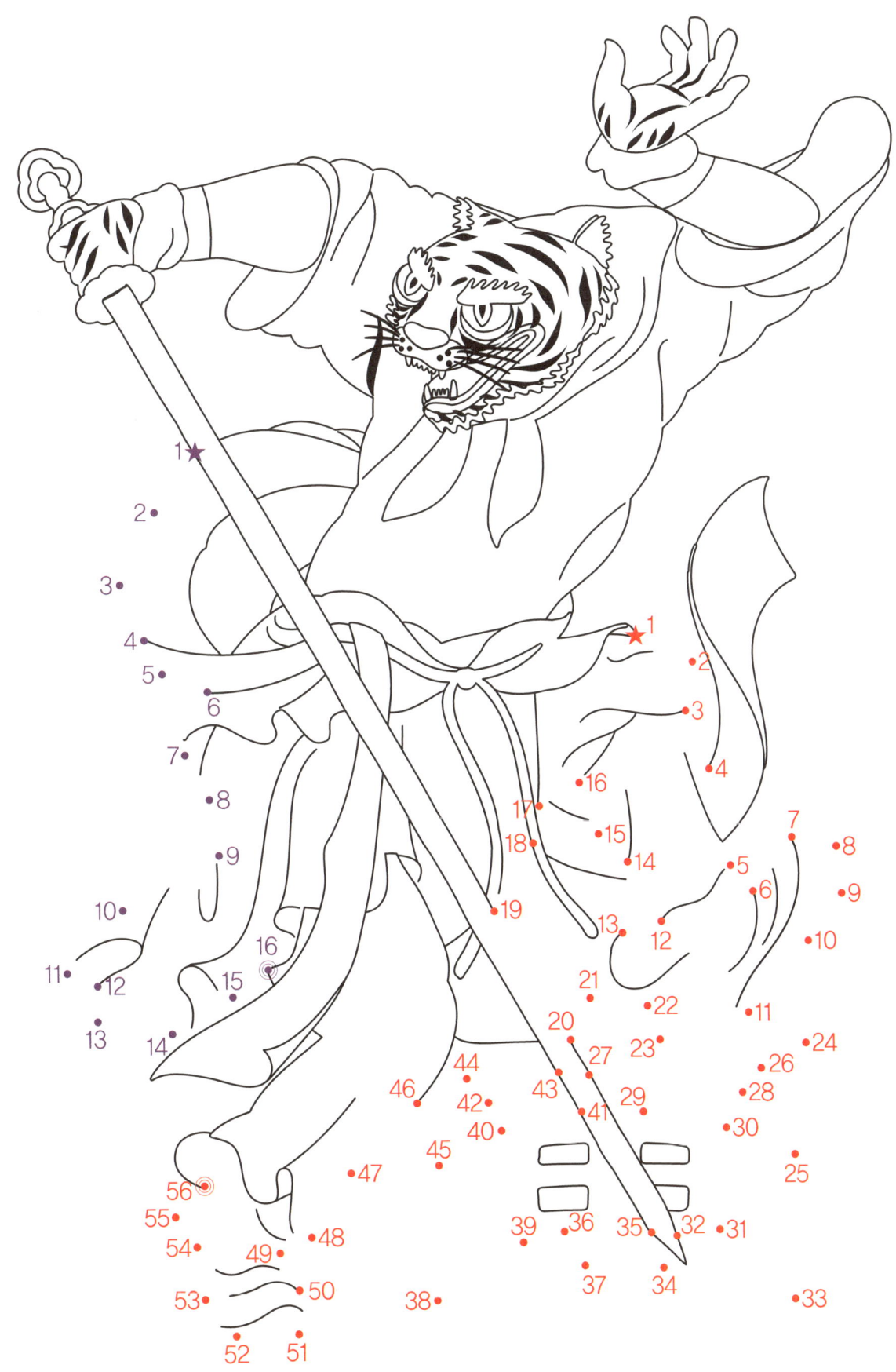

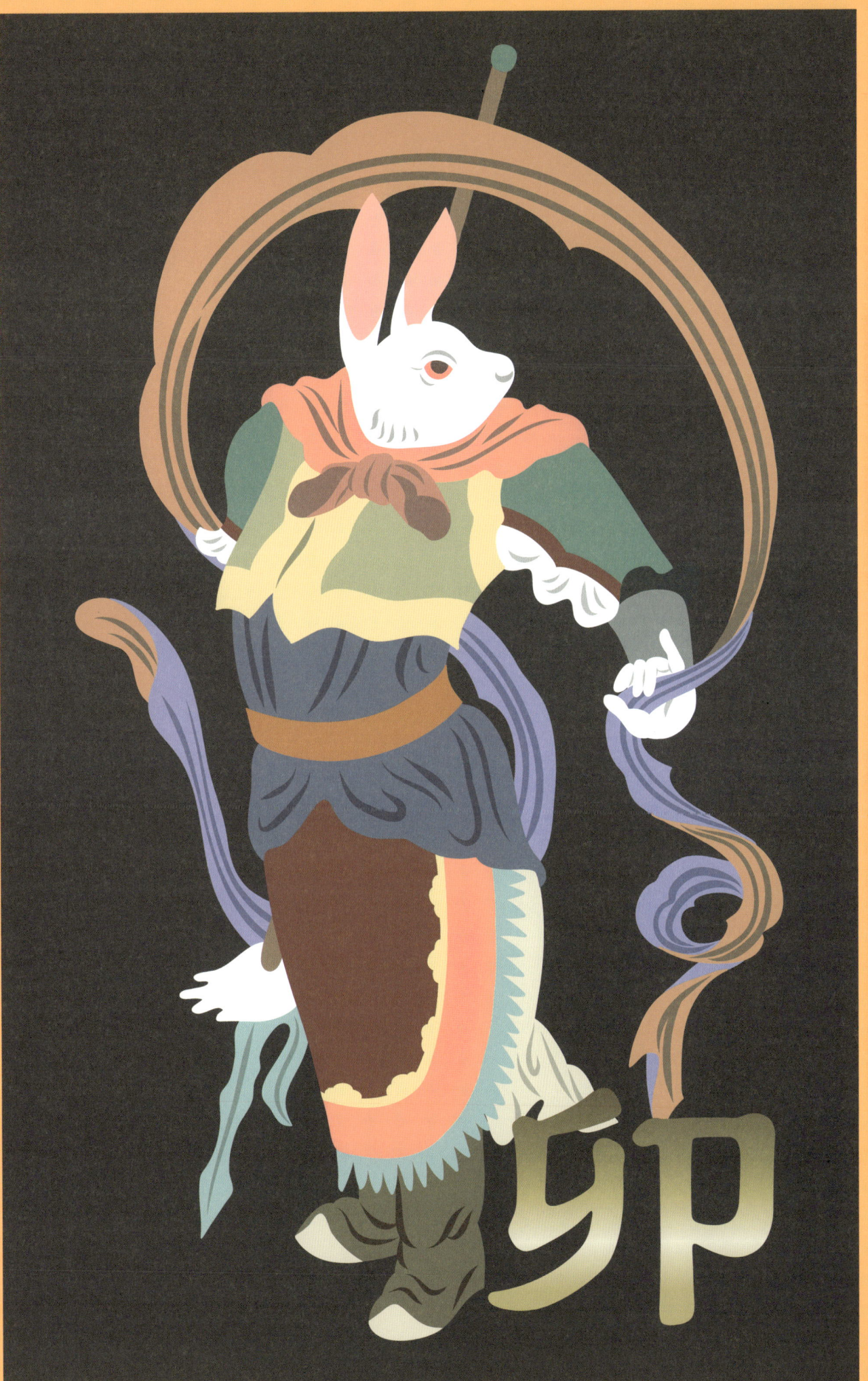

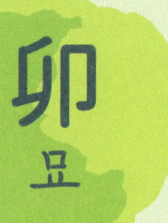

**토끼** - 온화, 상냥함

세상의 암흑을 막는 신으로, 순리에 맞춰 움직이고 온화하고 친절한 마음을 가졌어요. 순응력으로 자신 스스로를 자재 시킵니다.

卯
묘

## 따라 해보세요

★1부터 ◎까지 번호 순서대로 점을 이으면 완성되는 그림!
두께와 색이 다양한 펜으로 선을 그리면 다른 느낌을 줄 수 있어요!
그림을 완성한 후 색연필, 마커, 크레파스 등으로 다양하게 색칠해보세요!

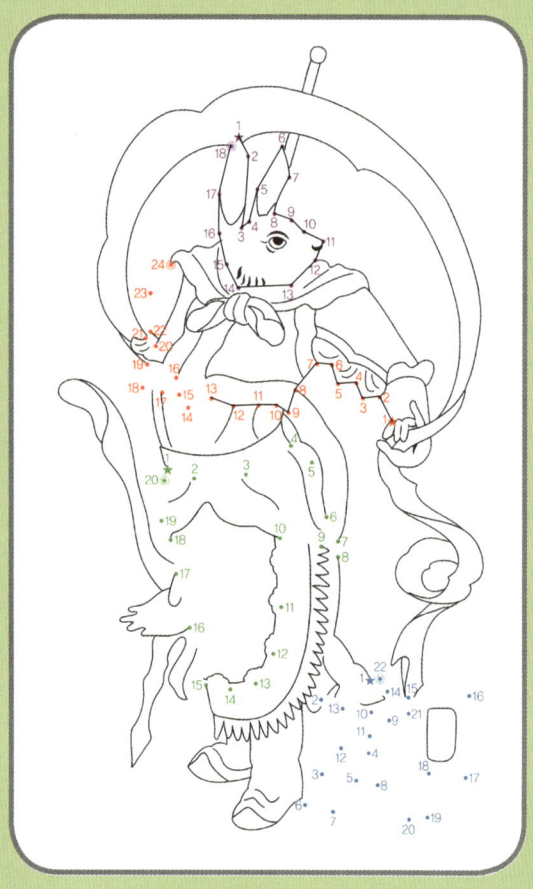
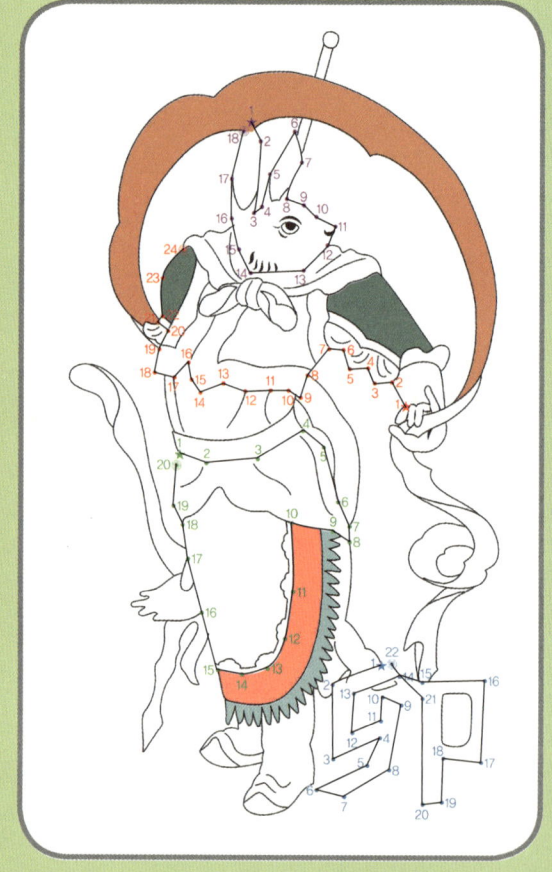

**1** ★1번부터 시작해서 같은 색의 ◎까지 번호 순서대로 점을 이어보세요!

**2** 완성한 그림에 색칠하여 나만의 그림을 완성해보세요!

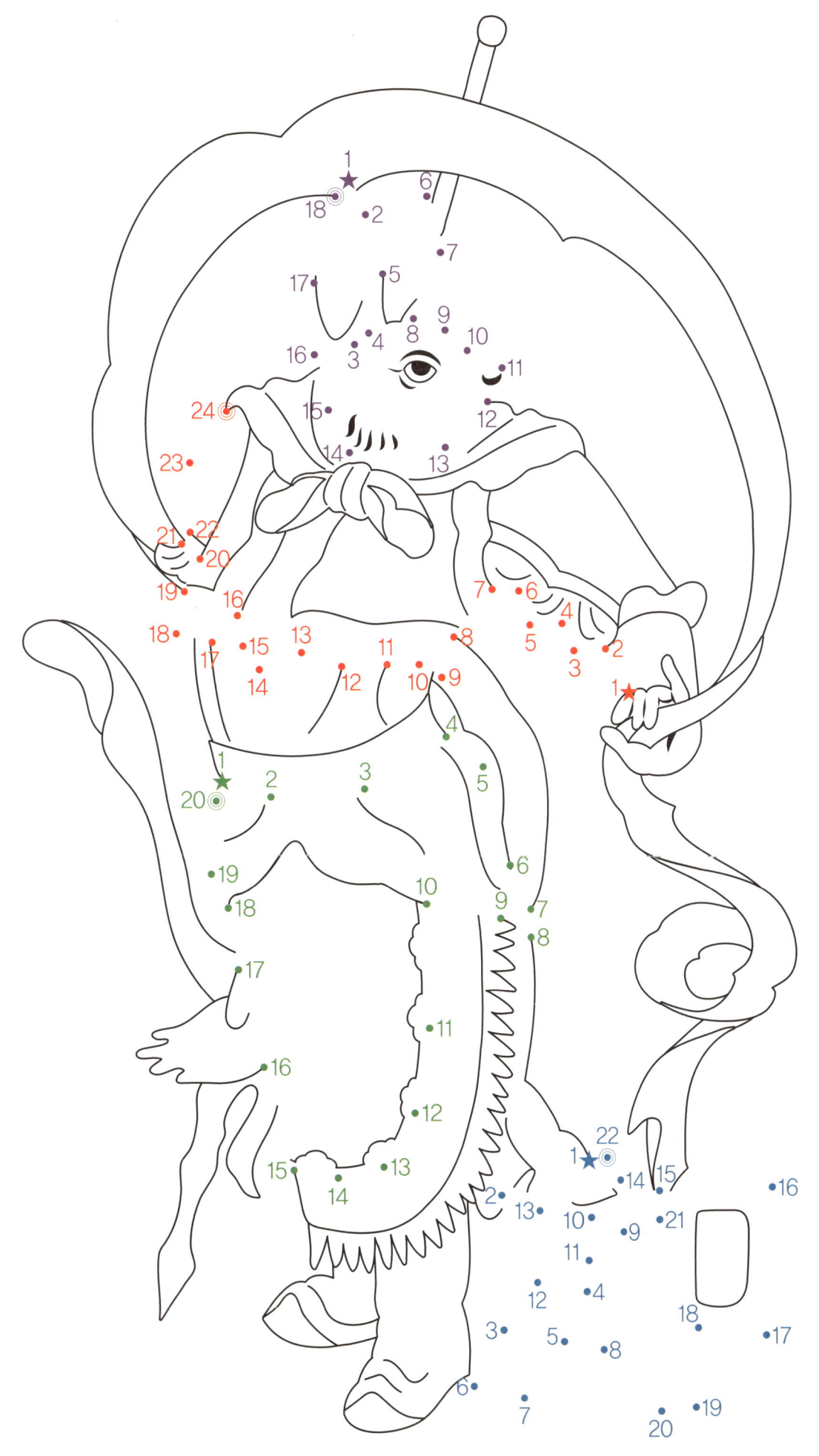

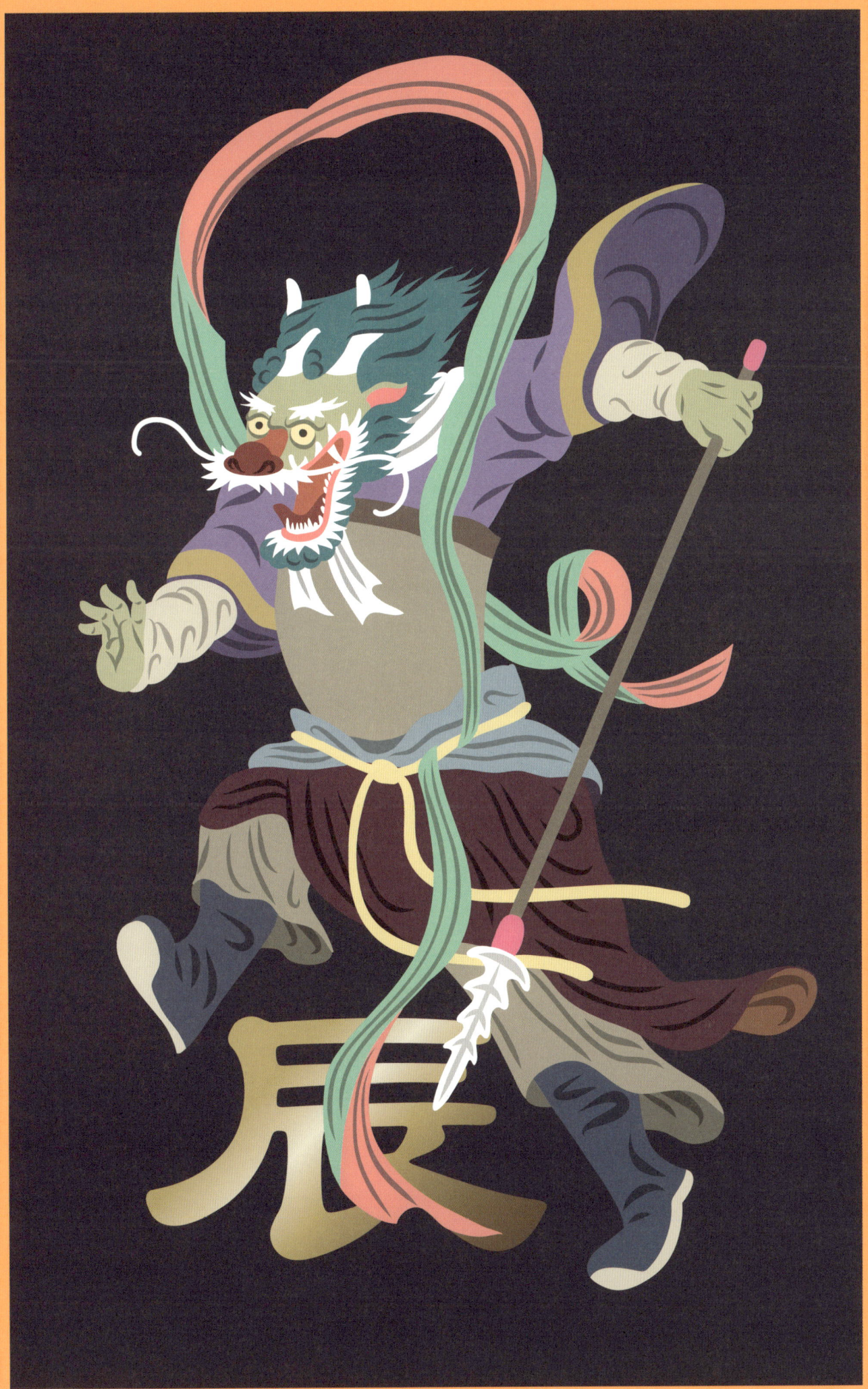

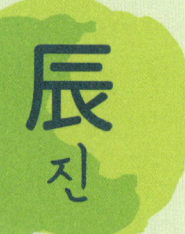

**辰 진**

용 - 독선, 변덕

깨끗한 업을 지어 불자의 규범을 지키게 하는 신입니다. 모든 힘의 원천, 영웅의 용기, 검은 구름을 거두는 진리와 빛이에요.

## 따라 해보세요

★1부터 ◎까지 번호 순서대로 점을 이으면 완성되는 그림!
두께와 색이 다양한 펜으로 선을 그리면 다른 느낌을 줄 수 있어요!
그림을 완성한 후 색연필, 마커, 크레파스 등으로 다양하게 색칠해보세요!

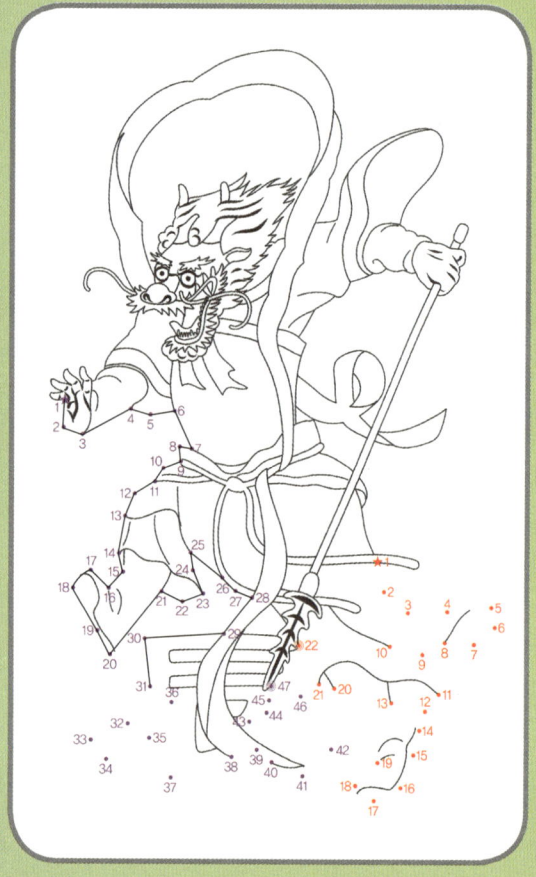
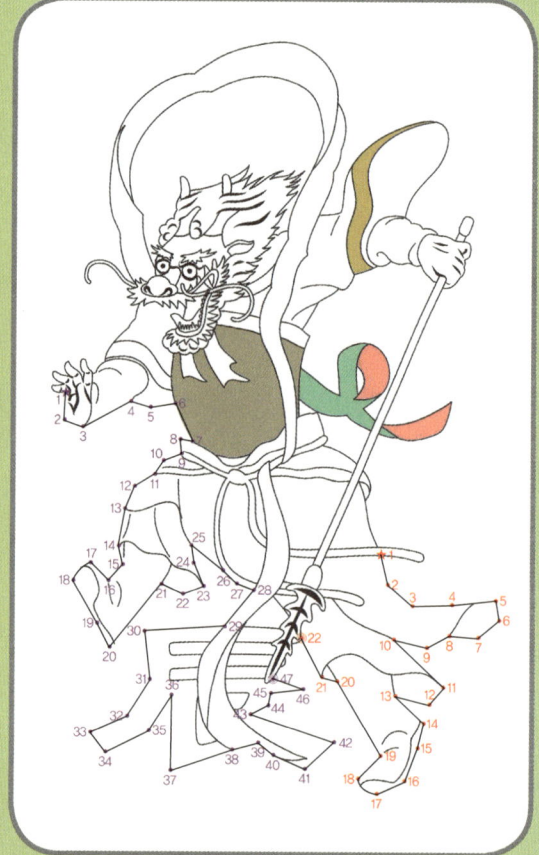

**1** ★1번부터 시작해서 같은 색의 ◎까지 번호 순서대로 점을 이어보세요!

**2** 완성한 그림에 색칠하여 나만의 그림을 완성해보세요!

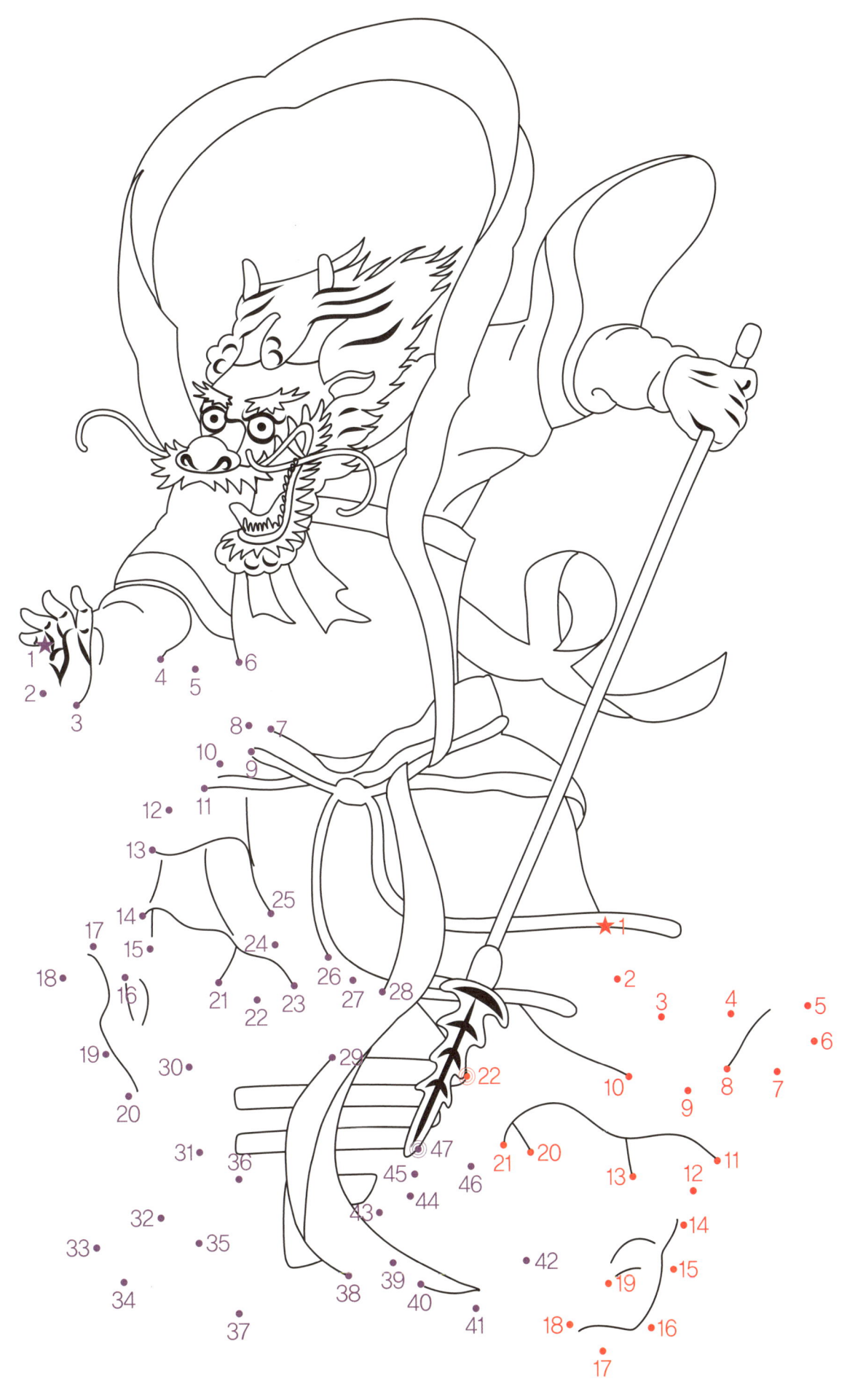

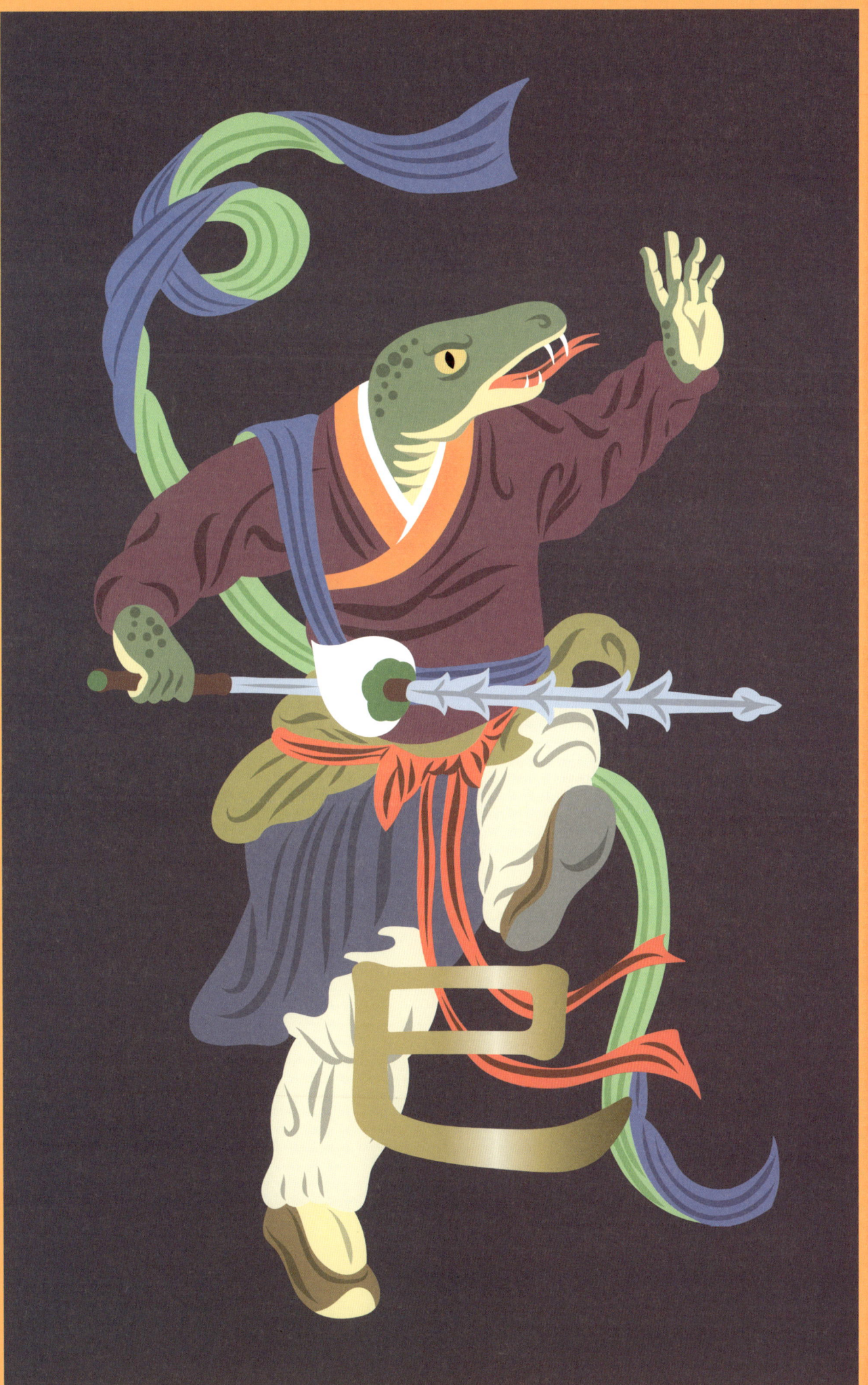

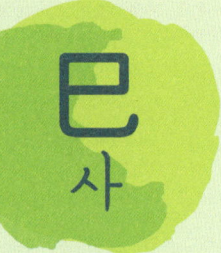

**뱀** - 지혜, 신비

중생의 지혜를 일깨우는 신입니다. 물러서거나 굴복하지 않으며 꾸준히 늦추지 않는 걸음으로 목적을 향해 나아가요. 깨끗함과 화려함을 좋아합니다.

## 따라 해보세요

★1부터 ◎까지 번호 순서대로 점을 이으면 완성되는 그림!
두께와 색이 다양한 펜으로 선을 그리면 다른 느낌을 줄 수 있어요!
그림을 완성한 후 색연필, 마커, 크레파스 등으로 다양하게 색칠해보세요!

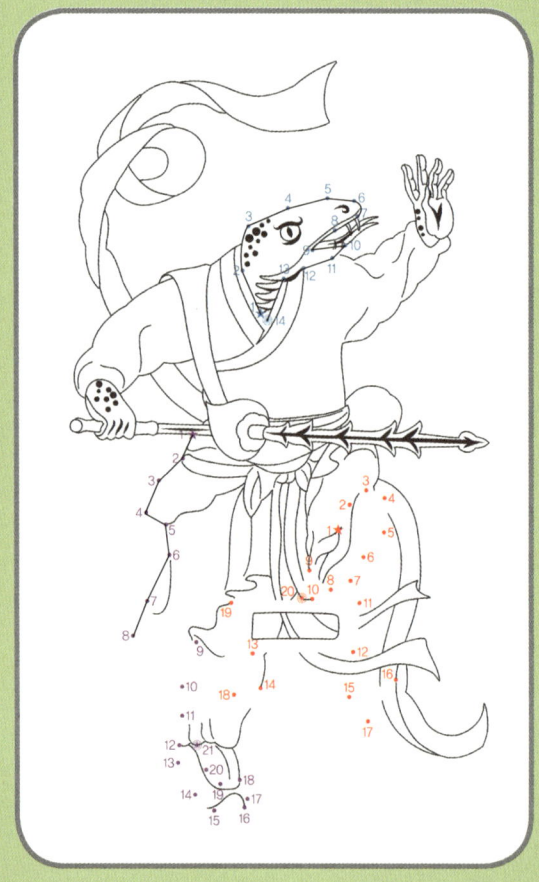
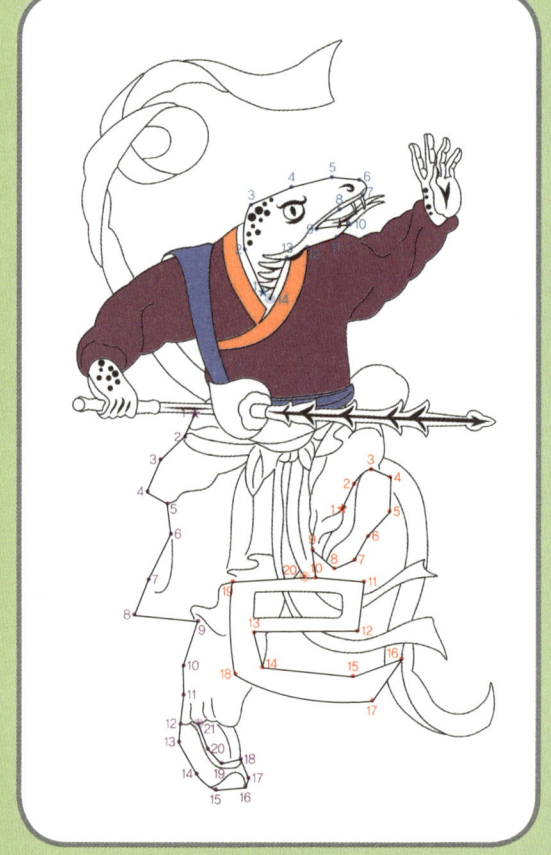

**1** ★1번부터 시작해서 같은 색의 ◎까지 번호 순서대로 점을 이어보세요!

**2** 완성한 그림에 색칠하여 나만의 그림을 완성해보세요!

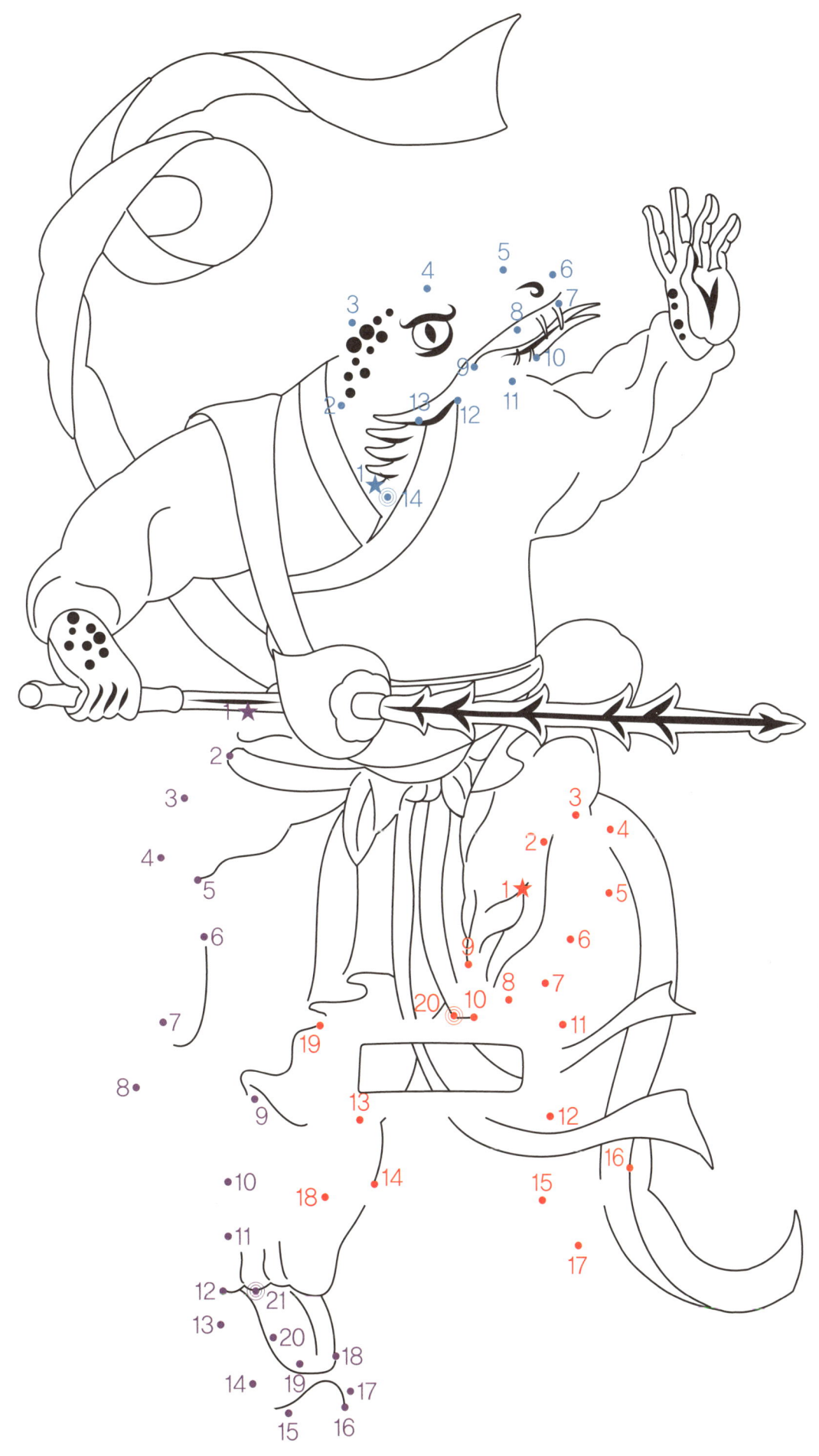

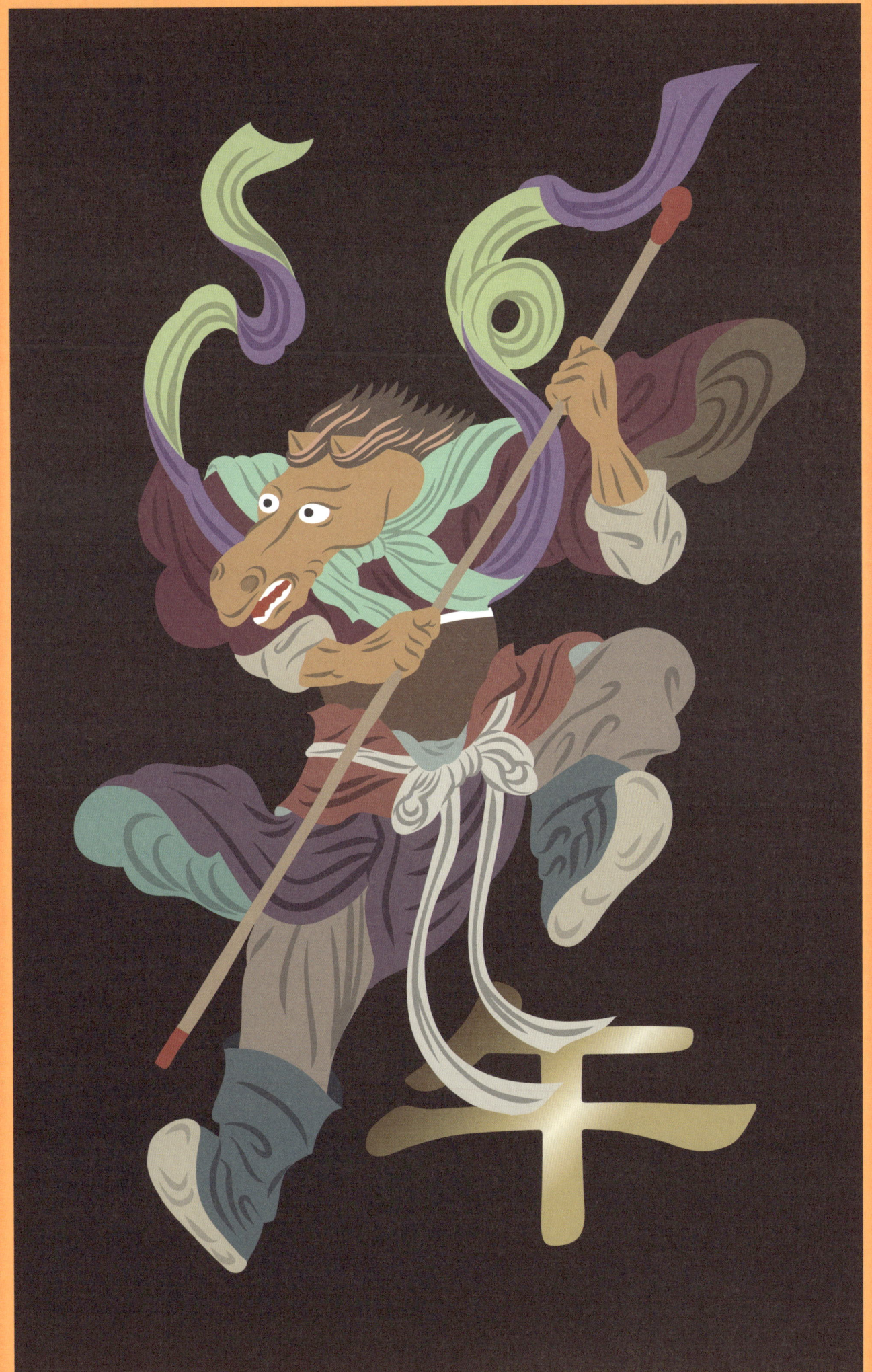

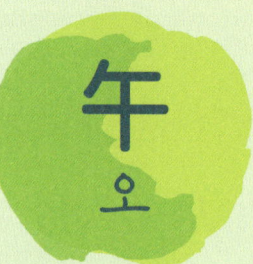

**午** 오

**말** - 발랄, 인기, 기지

몸과 마음이 안락하여 부처의 깨달음을 얻게 하는 신입니다. 영원한 움직임의 상징, 세속에서 벗어나고 남을 핍박하는 마음을 갖지 않습니다.

## 따라 해보세요

★1부터 ◎까지 번호 순서대로 점을 이으면 완성되는 그림!
두께와 색이 다양한 펜으로 선을 그리면 다른 느낌을 줄 수 있어요!
그림을 완성한 후 색연필, 마커, 크레파스 등으로 다양하게 색칠해보세요!

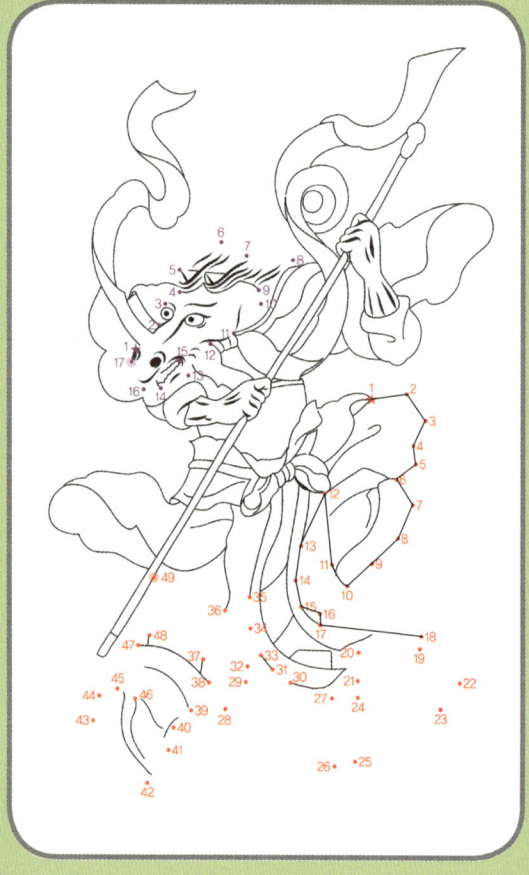 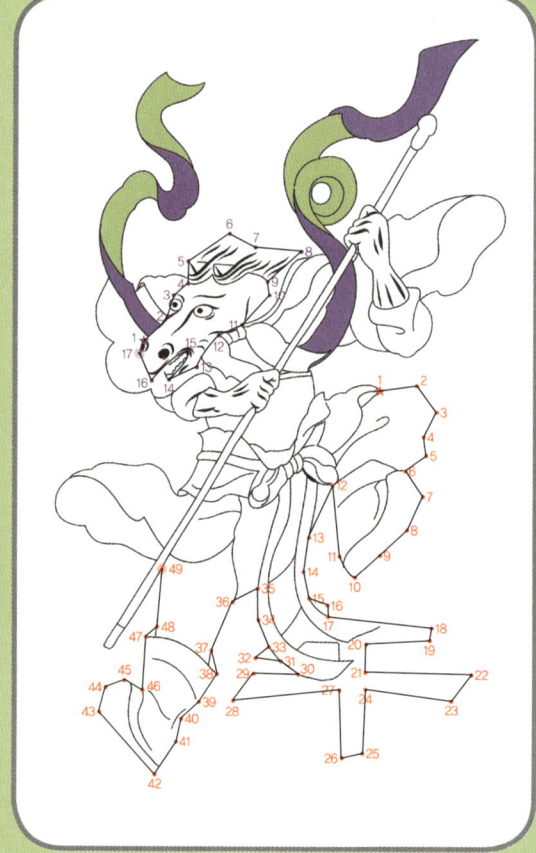

**1** ★1번부터 시작해서 같은 색의 ◎까지 번호 순서대로 점을 이어보세요!

**2** 완성한 그림에 색칠하여 나만의 그림을 완성해보세요!

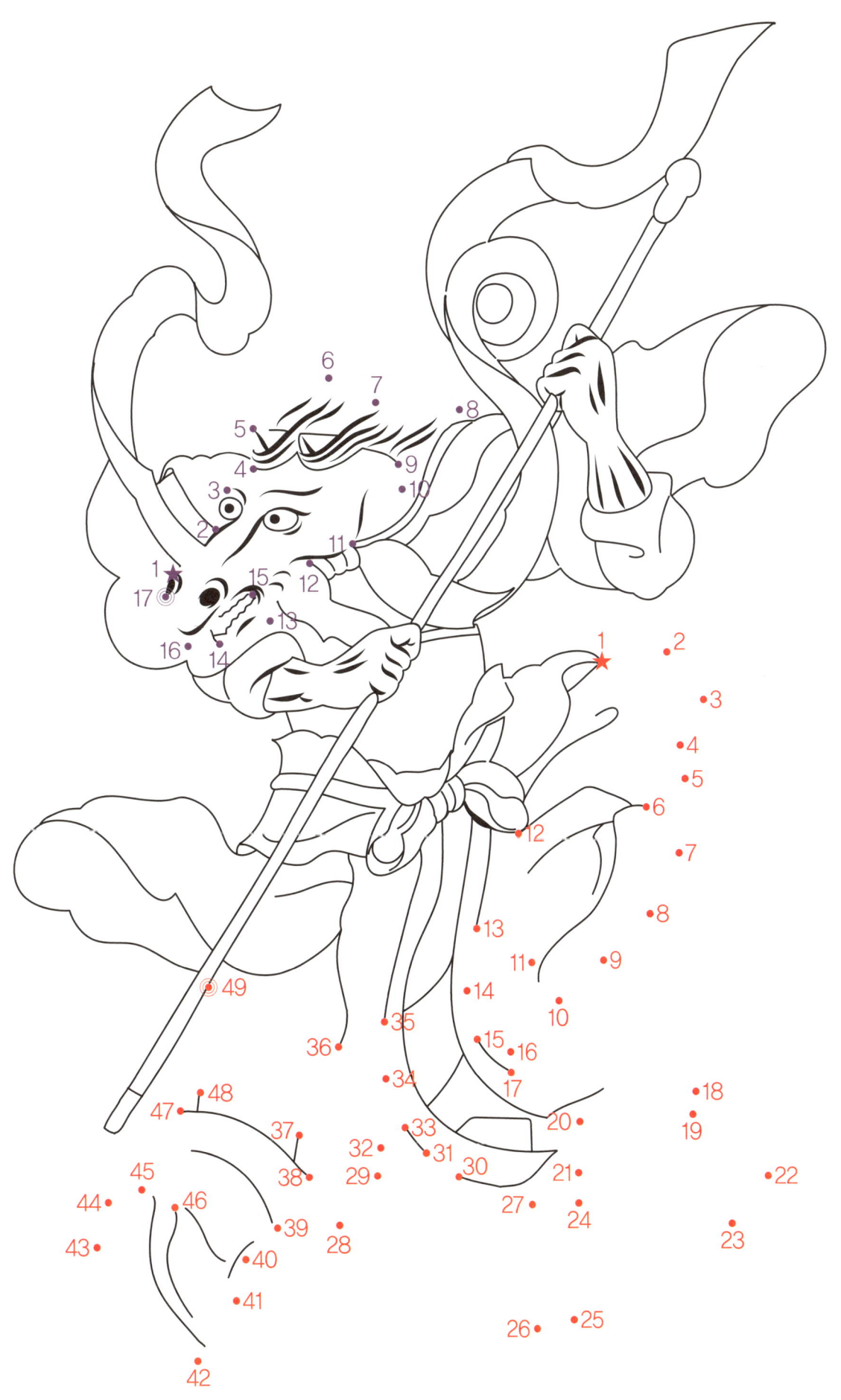

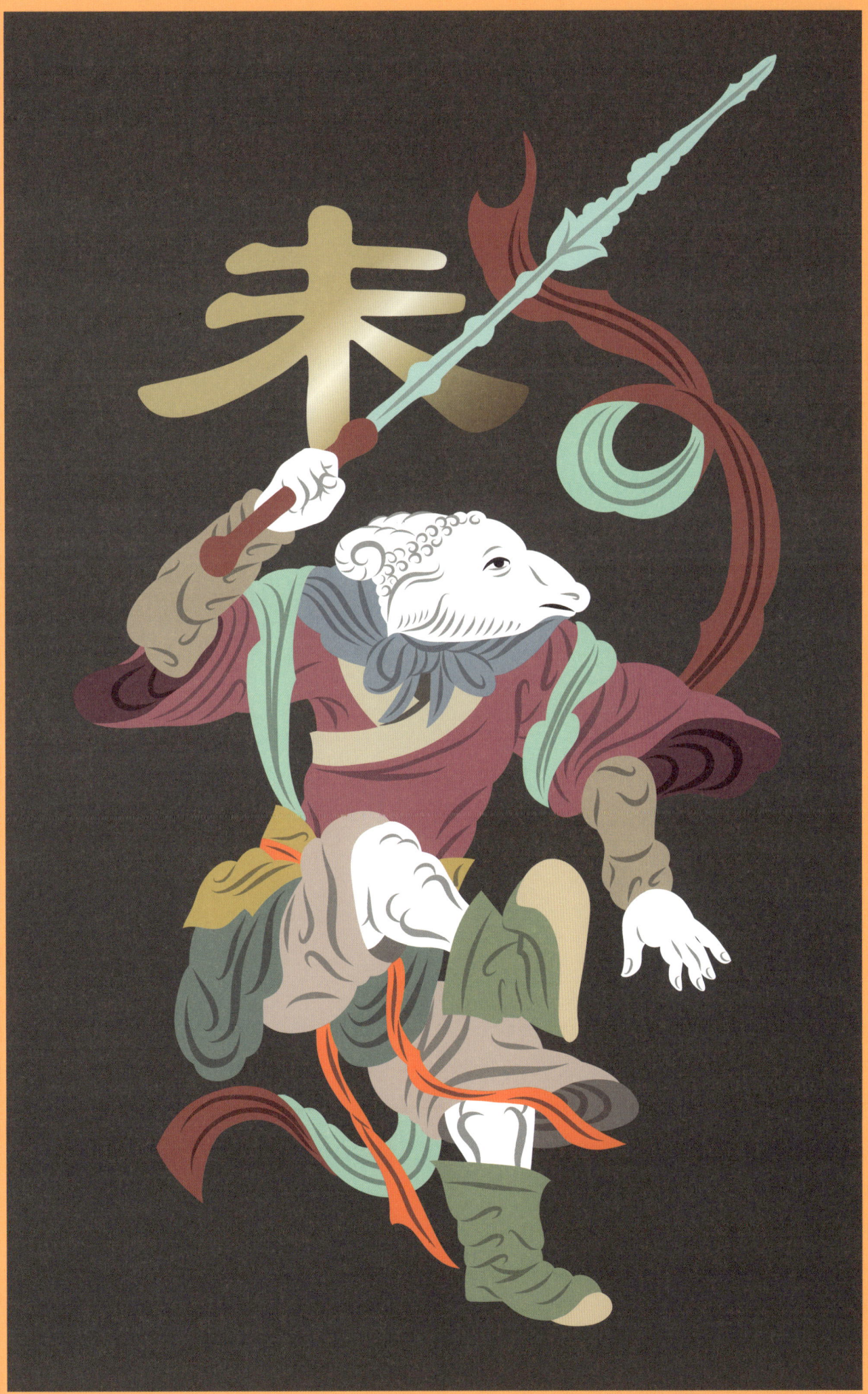

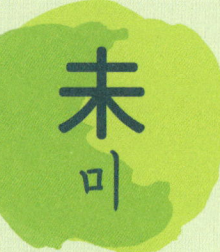

**양** - 정직, 성실, 온화

세상을 평온하게 하는 신이에요. 믿음으로 신뢰를 보답받으며, 온화한 사랑 속에서 만물이 피어납니다.

## 따라 해보세요

★1부터 ◎까지 번호 순서대로 점을 이으면 완성되는 그림!
두께와 색이 다양한 펜으로 선을 그리면 다른 느낌을 줄 수 있어요!
그림을 완성한 후 색연필, 마커, 크레파스 등으로 다양하게 색칠해보세요!

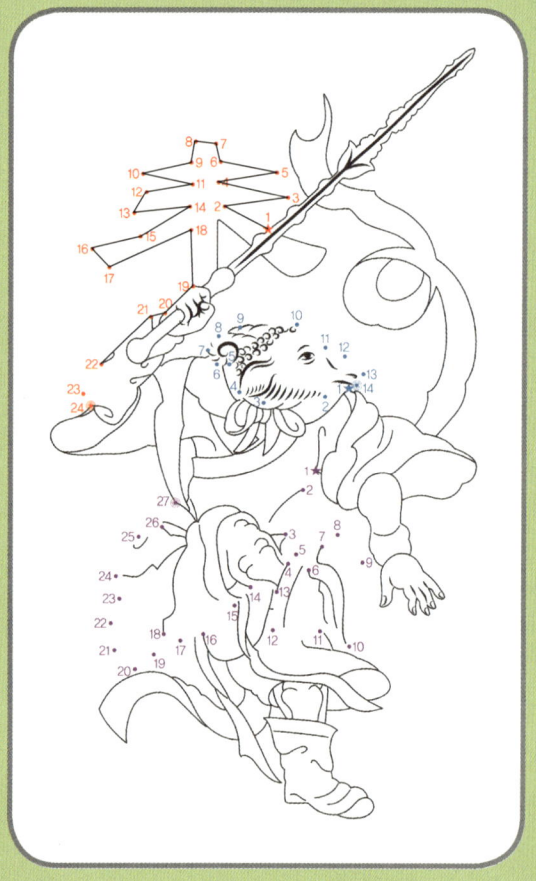
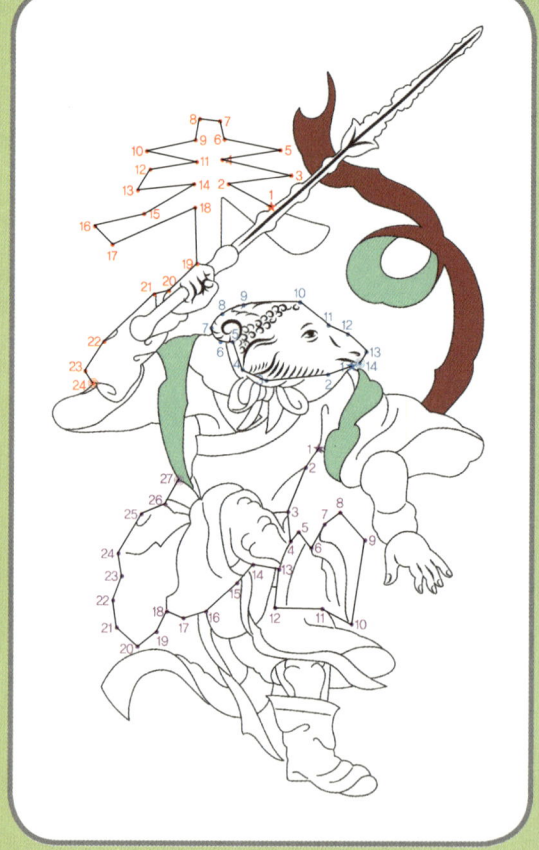

**1** ★1번부터 시작해서 같은 색의 ◎까지 번호 순서대로 점을 이어보세요!

**2** 완성한 그림에 색칠하여 나만의 그림을 완성해보세요!

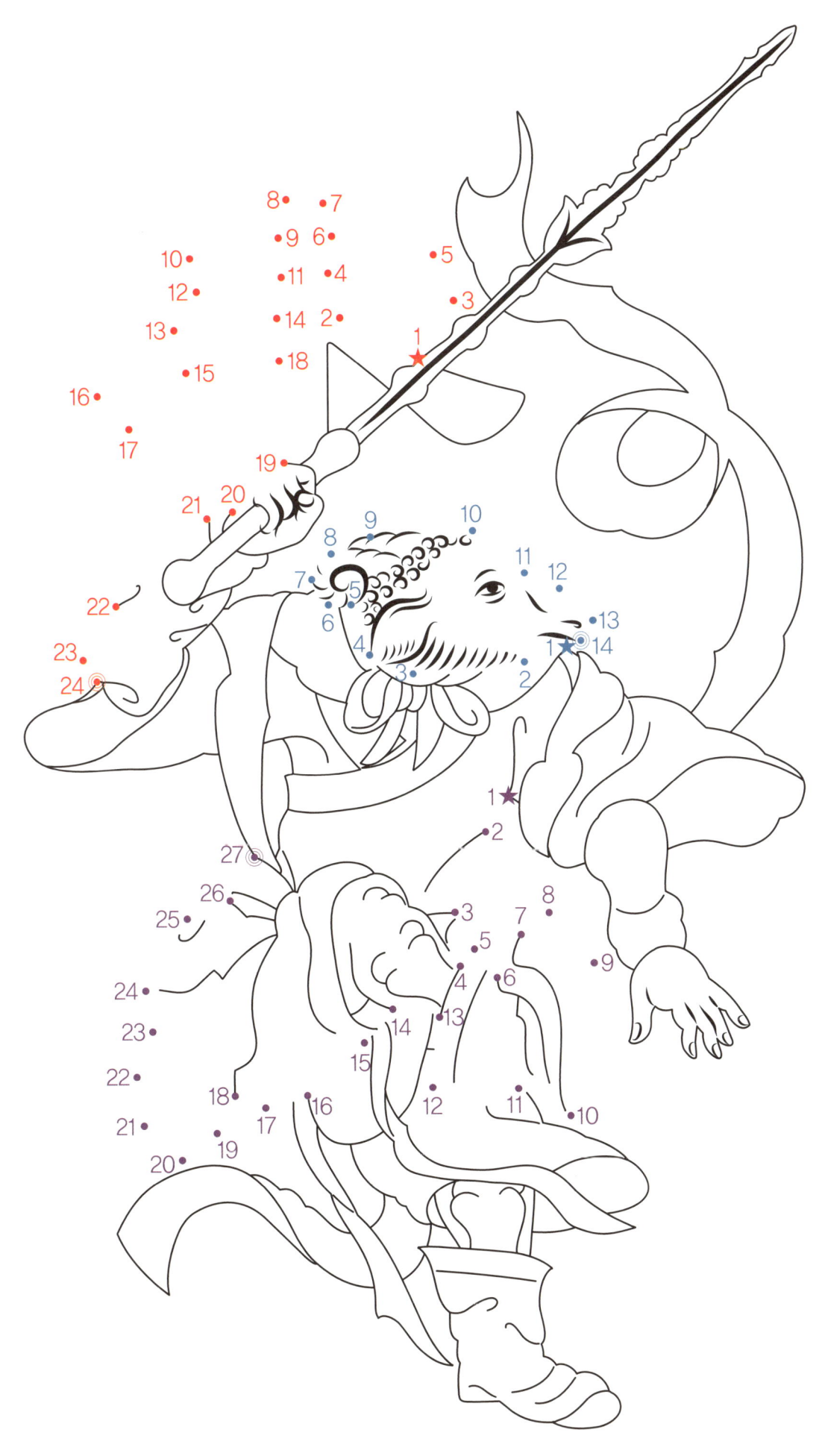

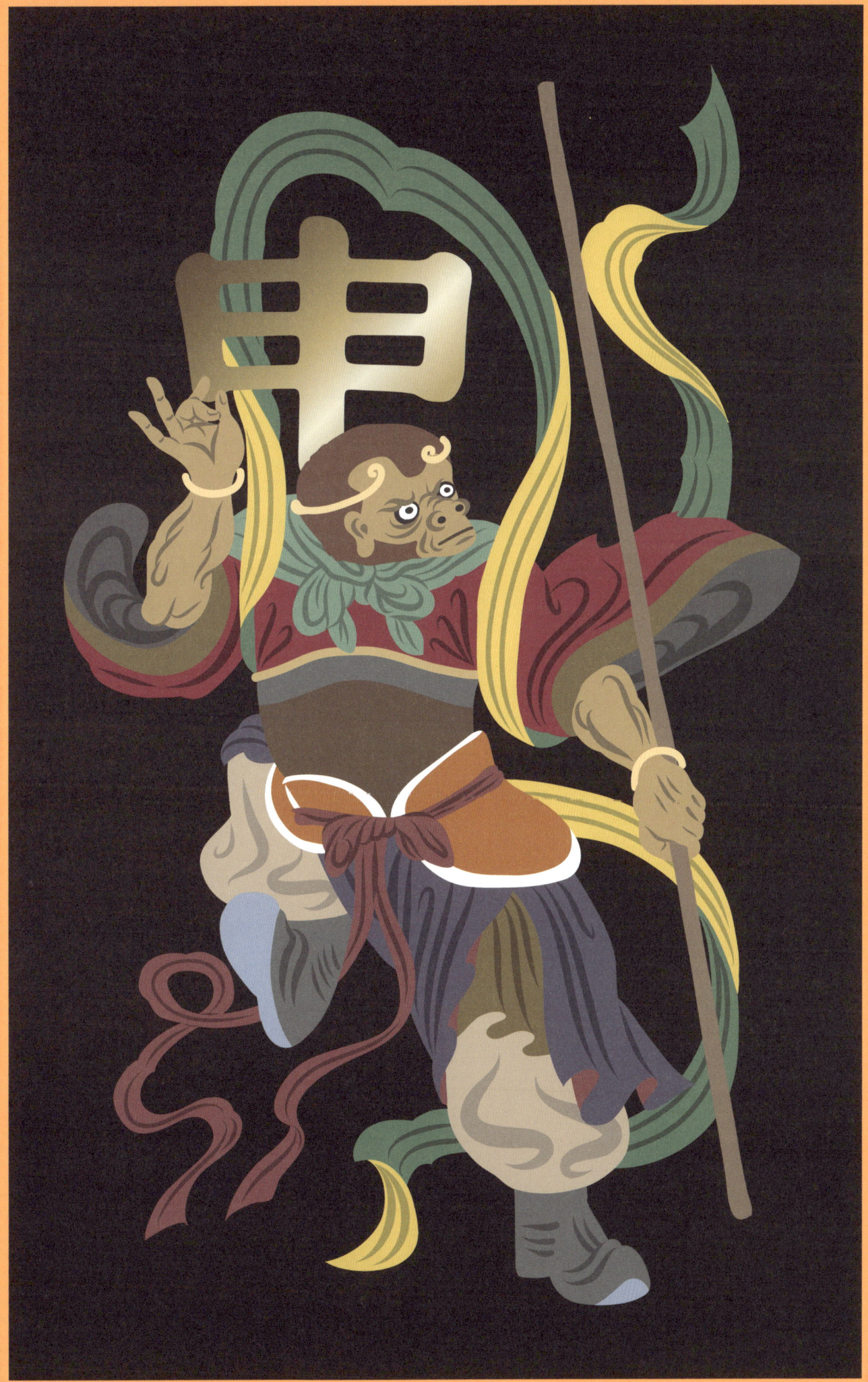

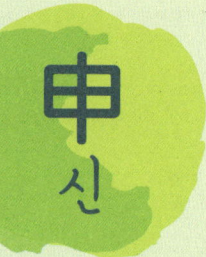

## 원숭이 - 창조자, 동기 유발자

고뇌를 벗겨주고 기쁨을 함께하는 신이에요. 창의력은 누구에게 견줄 수 없이 뛰어나고, 불가능한 일을 가능하게 합니다.

### 따라 해보세요

★1부터 ◎까지 번호 순서대로 점을 이으면 완성되는 그림!
두께와 색이 다양한 펜으로 선을 그리면 다른 느낌을 줄 수 있어요!
그림을 완성한 후 색연필, 마커, 크레파스 등으로 다양하게 색칠해보세요!

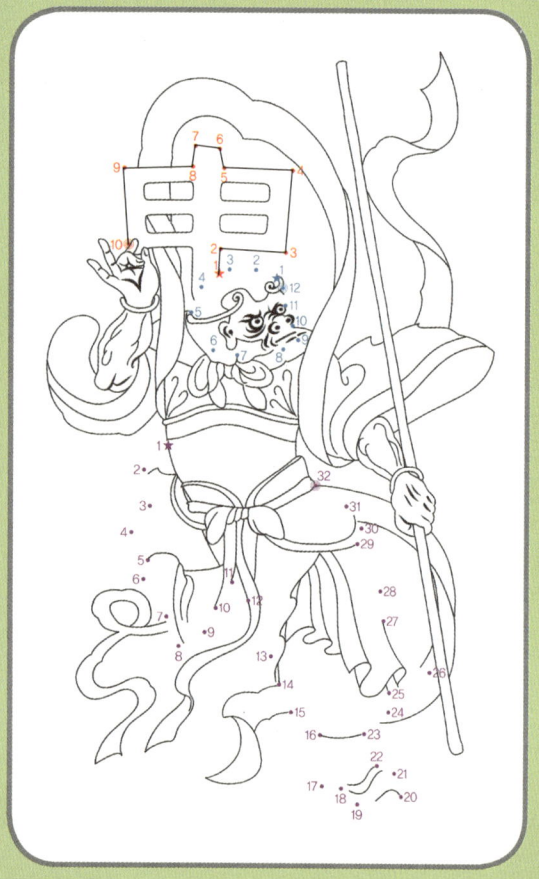
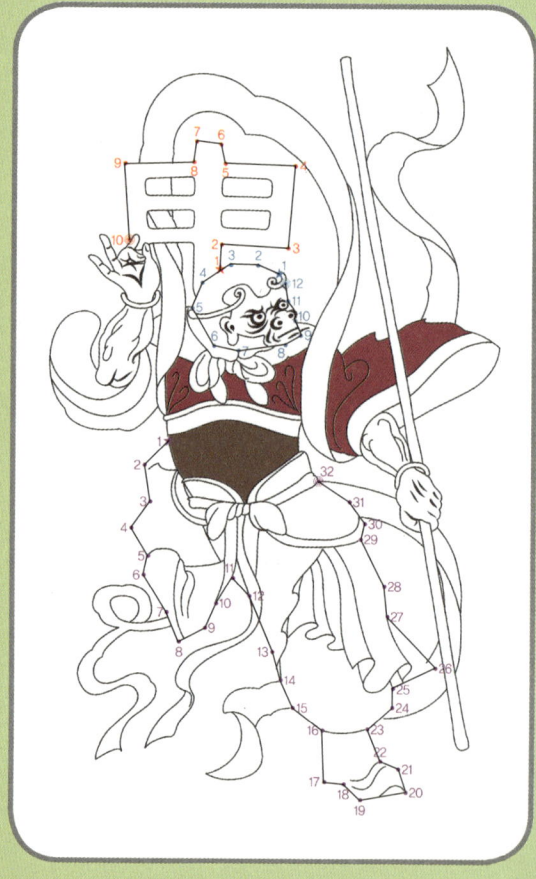

**1** ★1번부터 시작해서 같은 색의 ◎까지 번호 순서대로 점을 이어보세요!

**2** 완성한 그림에 색칠하여 나만의 그림을 완성해보세요!

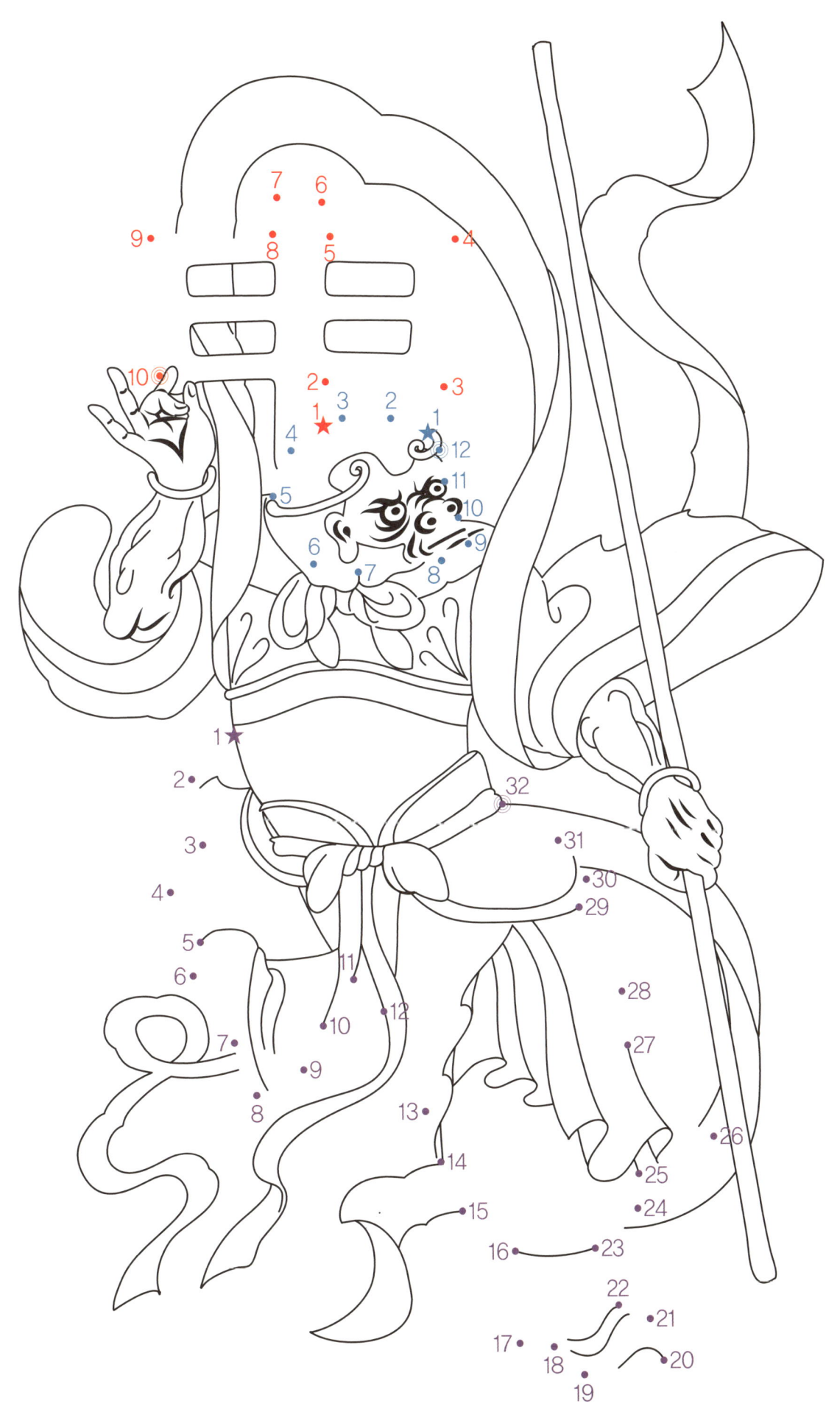

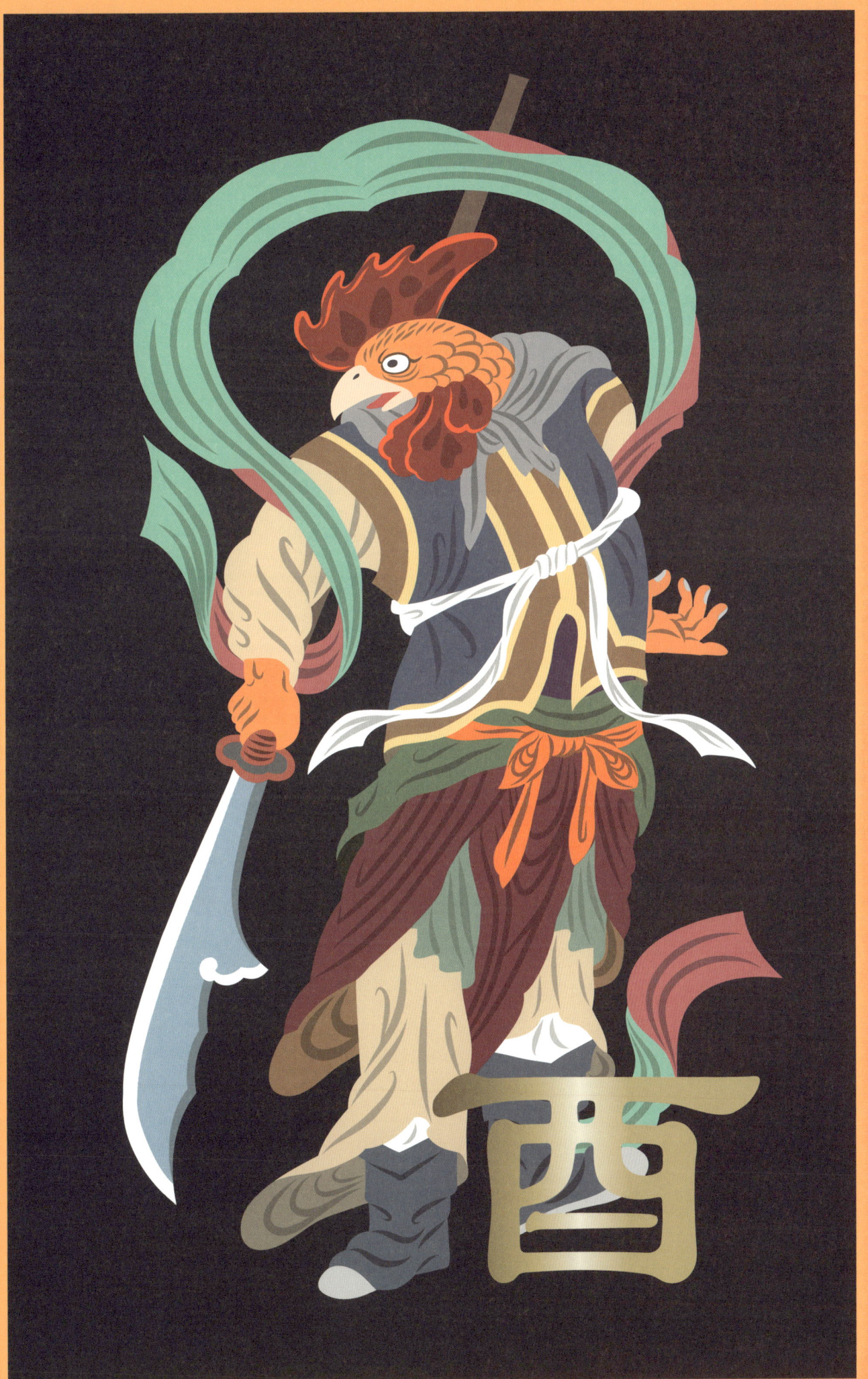

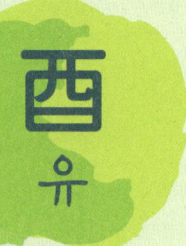

**酉 유**

**닭** - 의기양양, 특출한 자질

나쁜 왕이나 강도 등의 고난으로부터 구제하는 신이에요. 새벽을 알리고 완벽을 향한 끝없는 추구로 만물은 회복되어 제자리로 돌아갑니다.

## 따라 해보세요

★1부터 ◎까지 번호 순서대로 점을 이으면 완성되는 그림!
두께와 색이 다양한 펜으로 선을 그리면 다른 느낌을 줄 수 있어요!
그림을 완성한 후 색연필, 마커, 크레파스 등으로 다양하게 색칠해보세요!

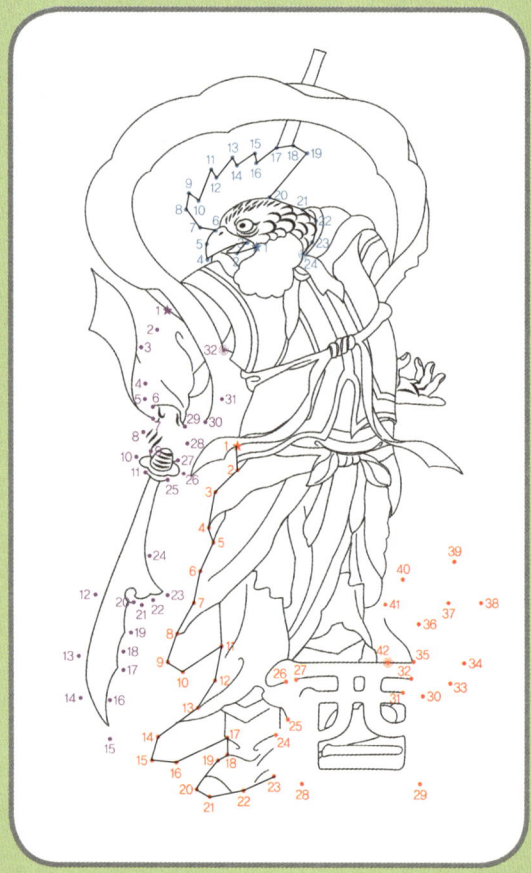
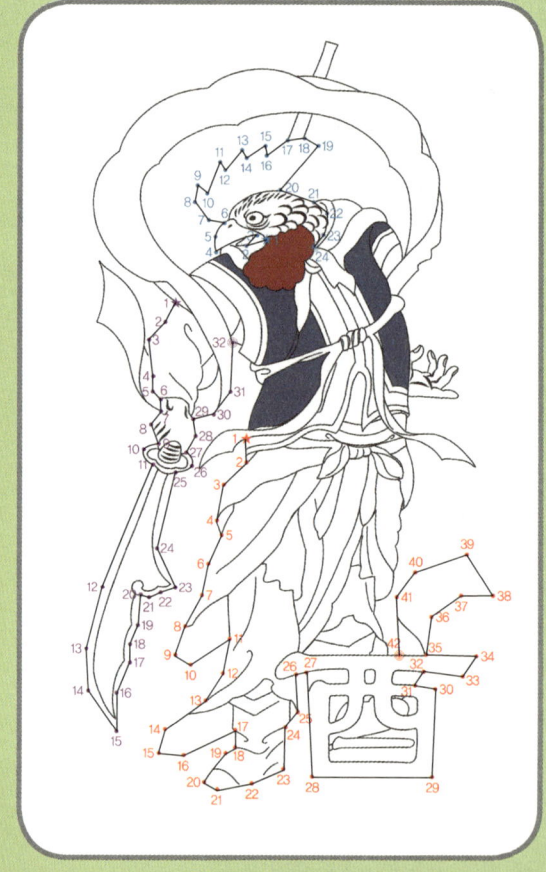

**1** ★1번부터 시작해서 같은 색의 ◎까지 번호 순서대로 점을 이어보세요!

**2** 완성한 그림에 색칠하여 나만의 그림을 완성해보세요!

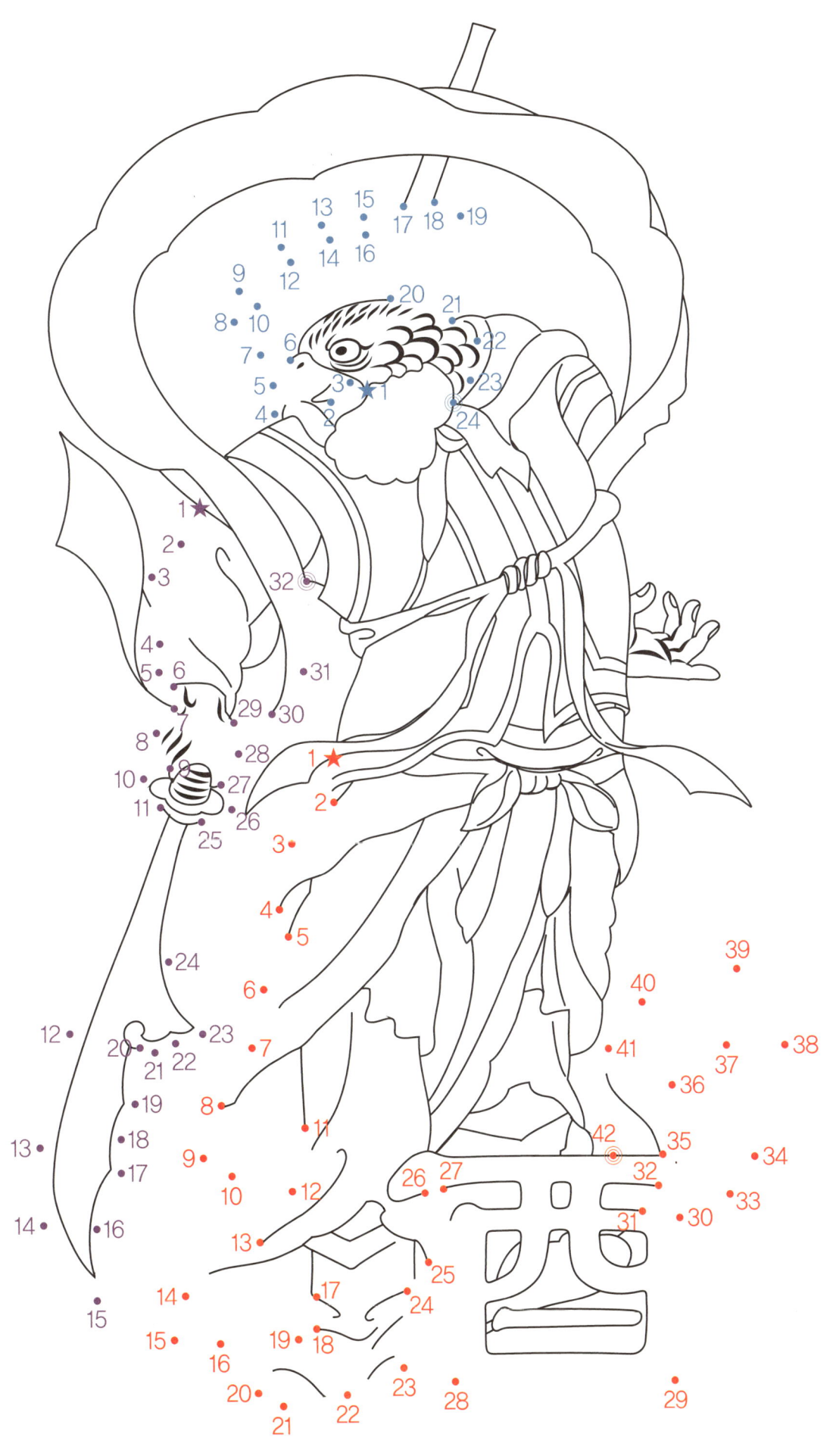

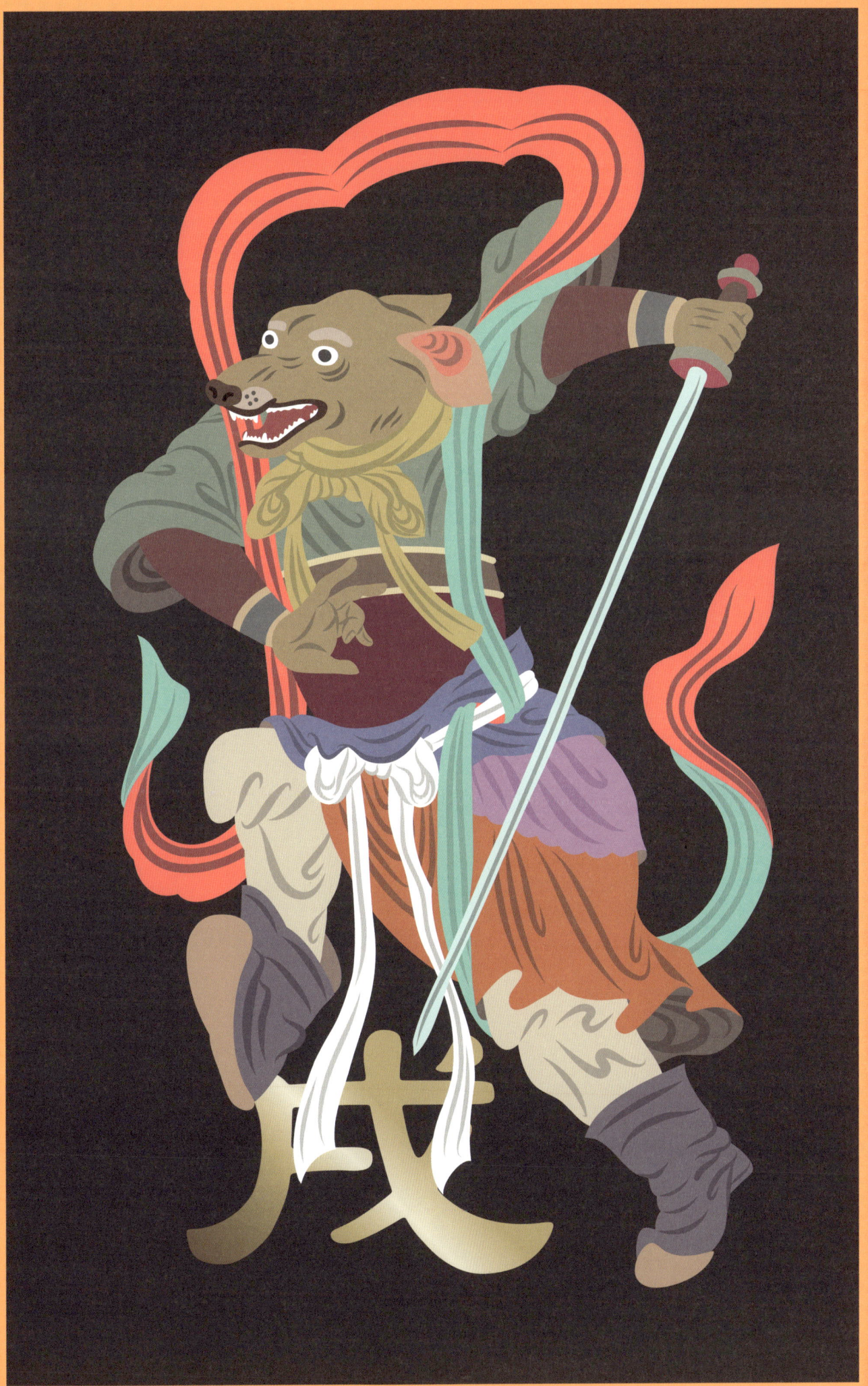

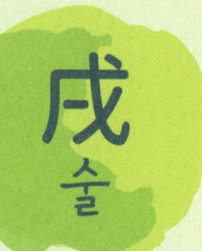

**개** - 정직, 지적, 일관적

배고픔과 목마름을 벗어나게 하여 배부르게 하는 신이에요. 슬픔에 귀를 기울이고 고통을 달래줍니다.

## 따라 해보세요

★1부터 ◎까지 번호 순서대로 점을 이으면 완성되는 그림!

두께와 색이 다양한 펜으로 선을 그리면 다른 느낌을 줄 수 있어요!

그림을 완성한 후 색연필, 마커, 크레파스 등으로 다양하게 색칠해보세요!

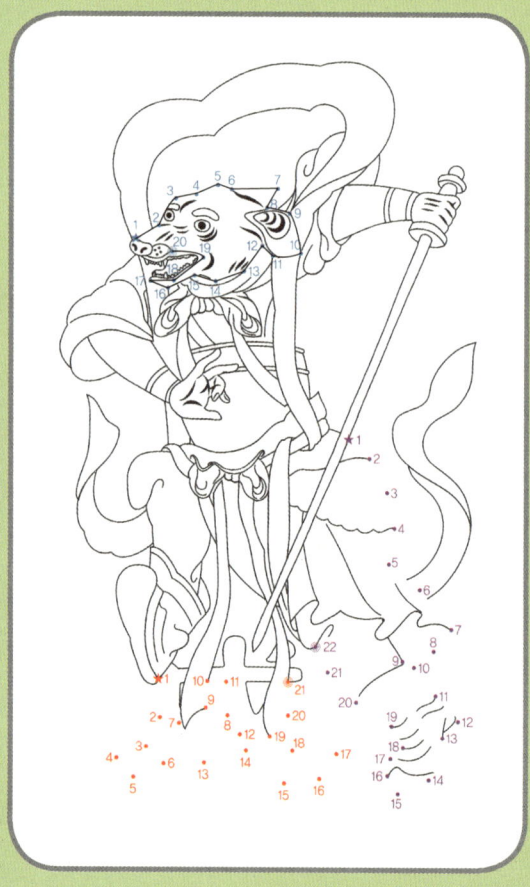
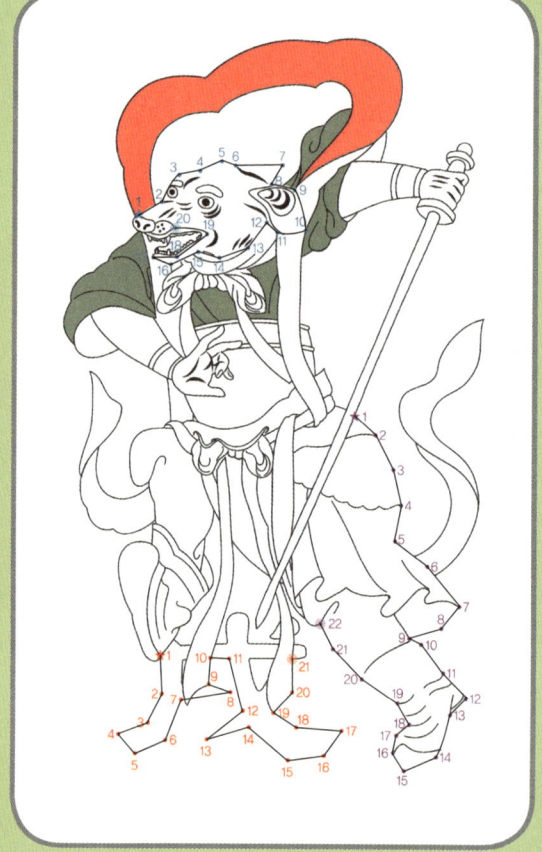

**1** ★1번부터 시작해서 같은 색의 ◎까지 번호 순서대로 점을 이어보세요!

**2** 완성한 그림에 색칠하여 나만의 그림을 완성해보세요!

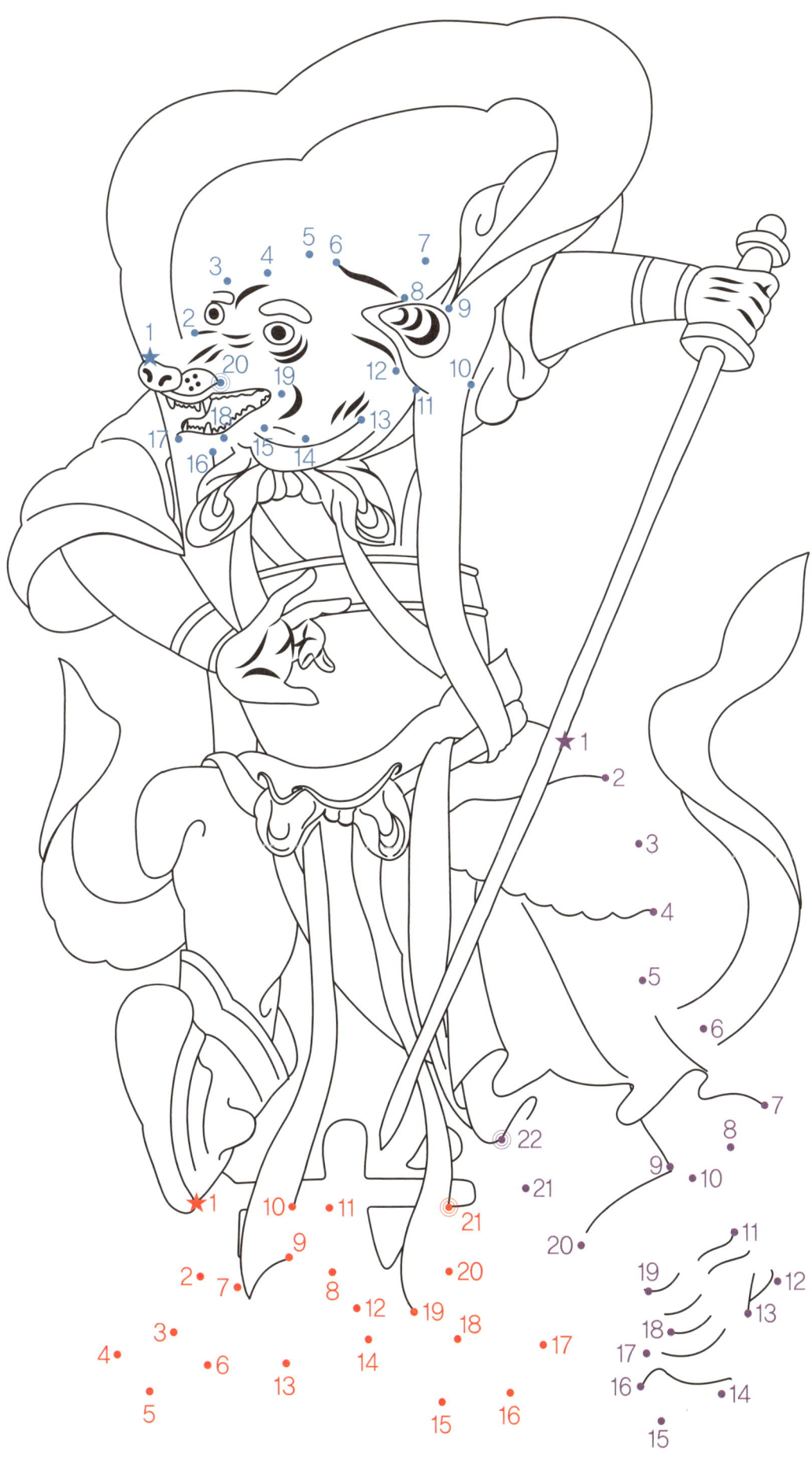

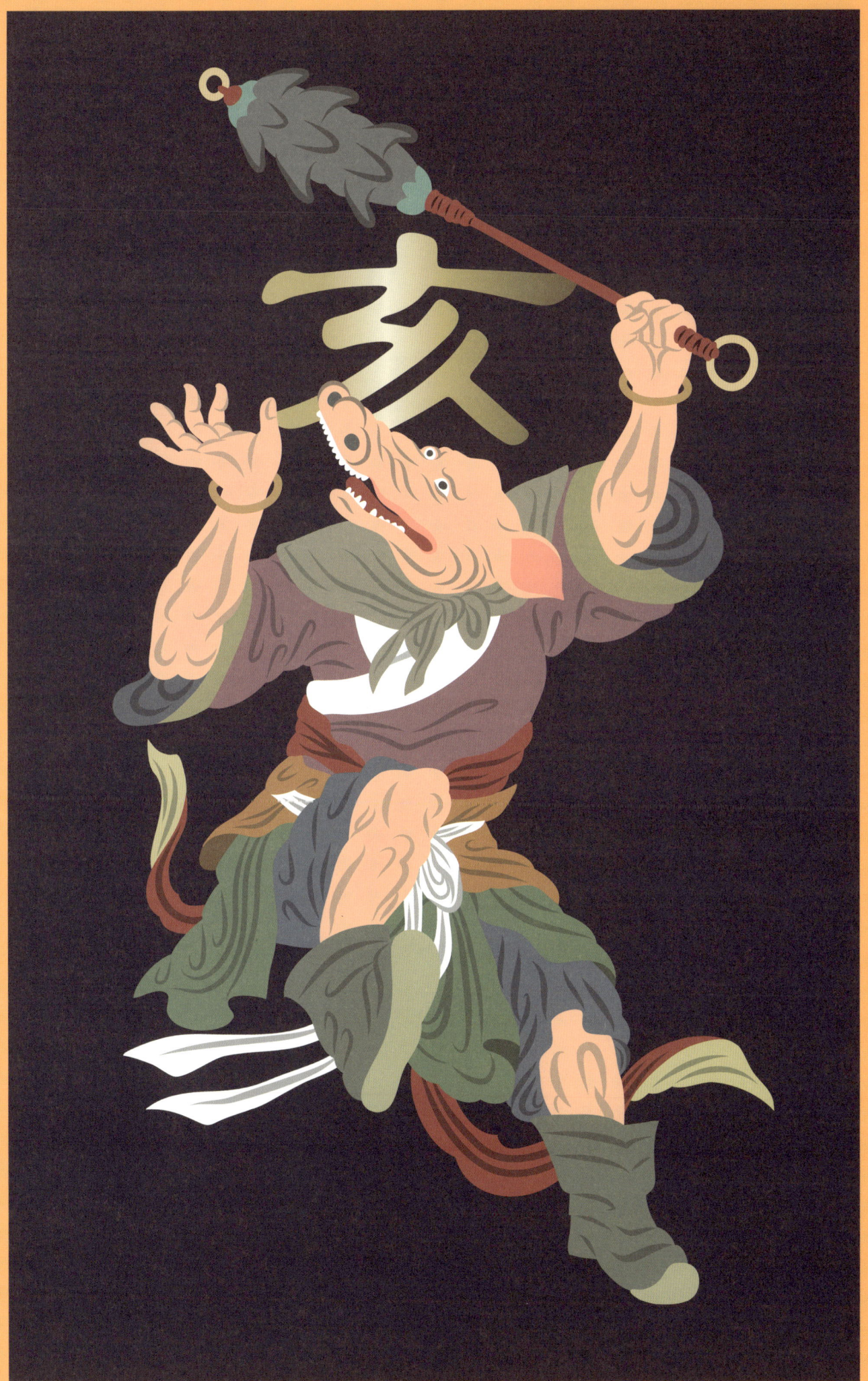

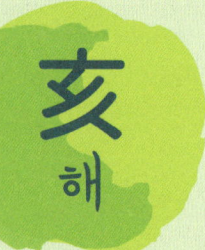

### 돼지 - 정직, 솔직, 단순

가난하여 의복이 없는 이에게 훌륭한 옷을 얻게 하는 신이에요. 가장 순수한 마음, 믿음으로써 넉넉히 베풀어줍니다.

## 따라 해보세요

★1부터 ◎까지 번호 순서대로 점을 이으면 완성되는 그림!
두께와 색이 다양한 펜으로 선을 그리면 다른 느낌을 줄 수 있어요!
그림을 완성한 후 색연필, 마커, 크레파스 등으로 다양하게 색칠해보세요!

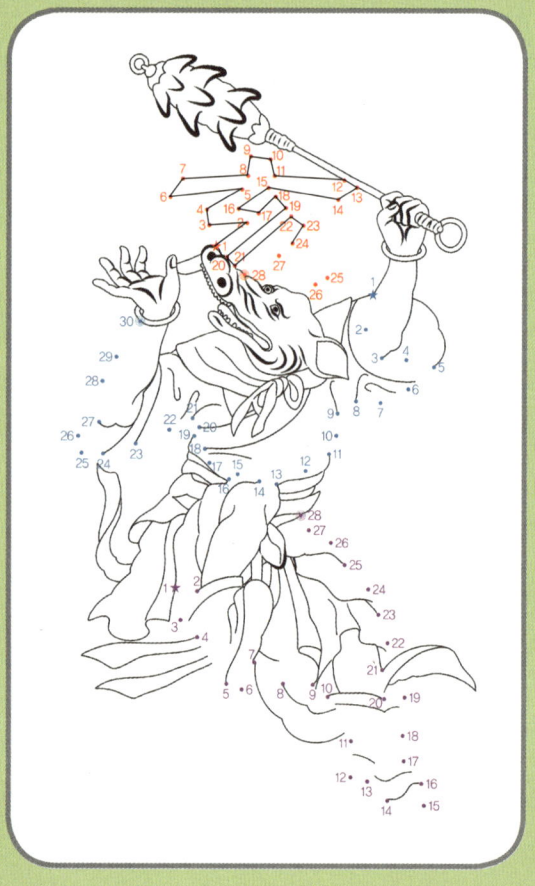 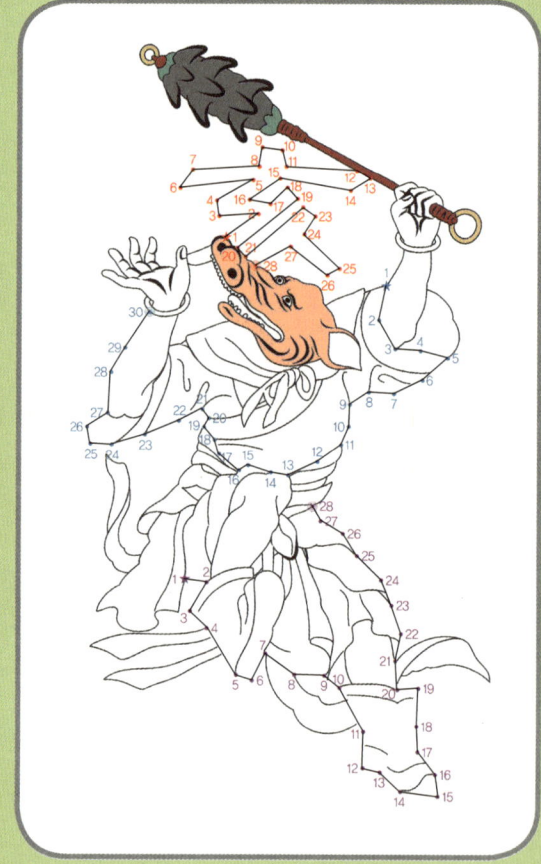

**1** ★1번부터 시작해서 같은 색의 ◎까지 번호 순서대로 점을 이어보세요!

**2** 완성한 그림에 색칠하여 나만의 그림을 완성해보세요!

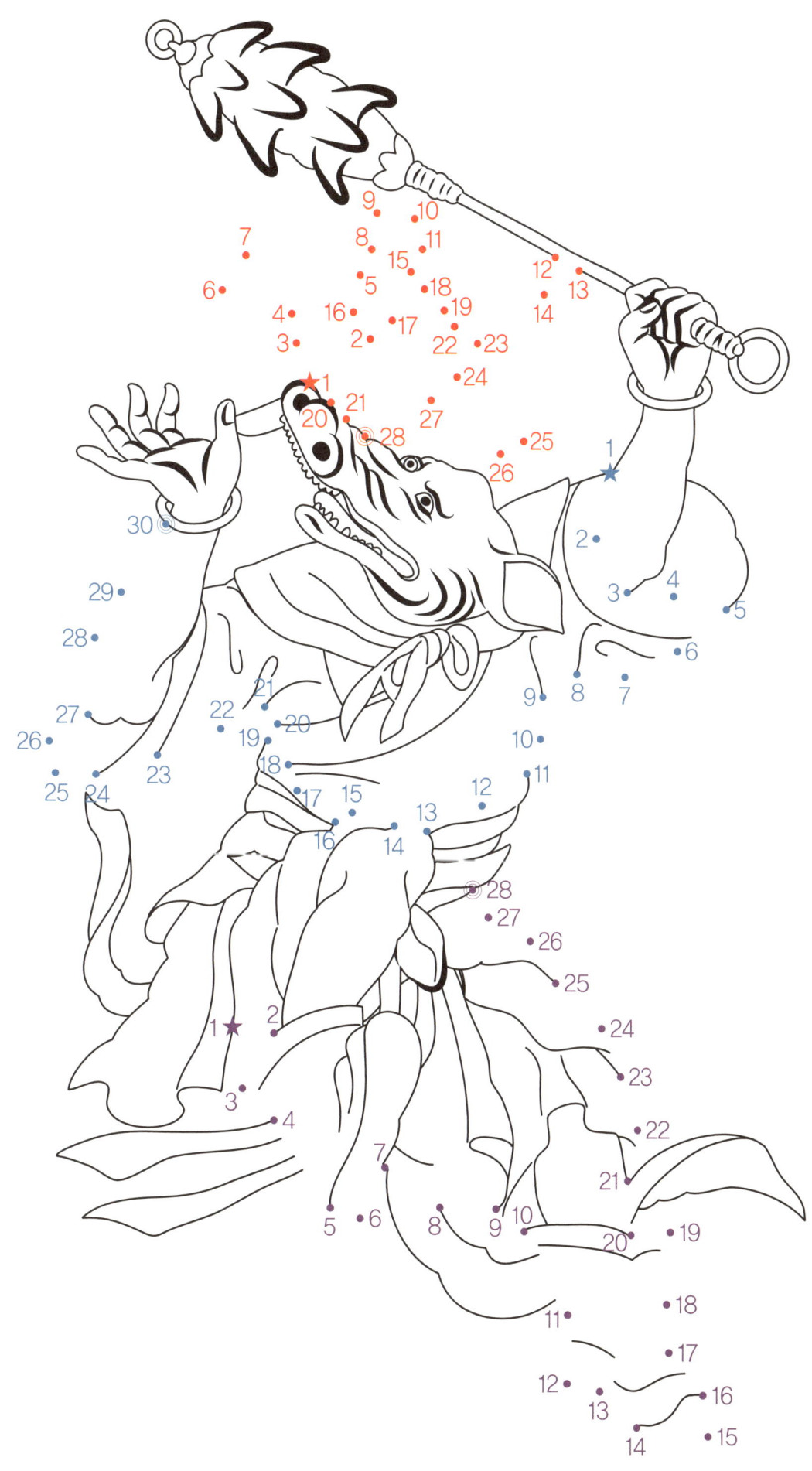

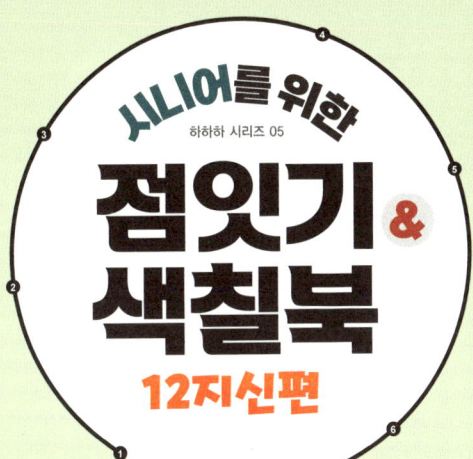

시니어를 위한
하하하 시리즈 05
점잇기 & 색칠북
12지신편

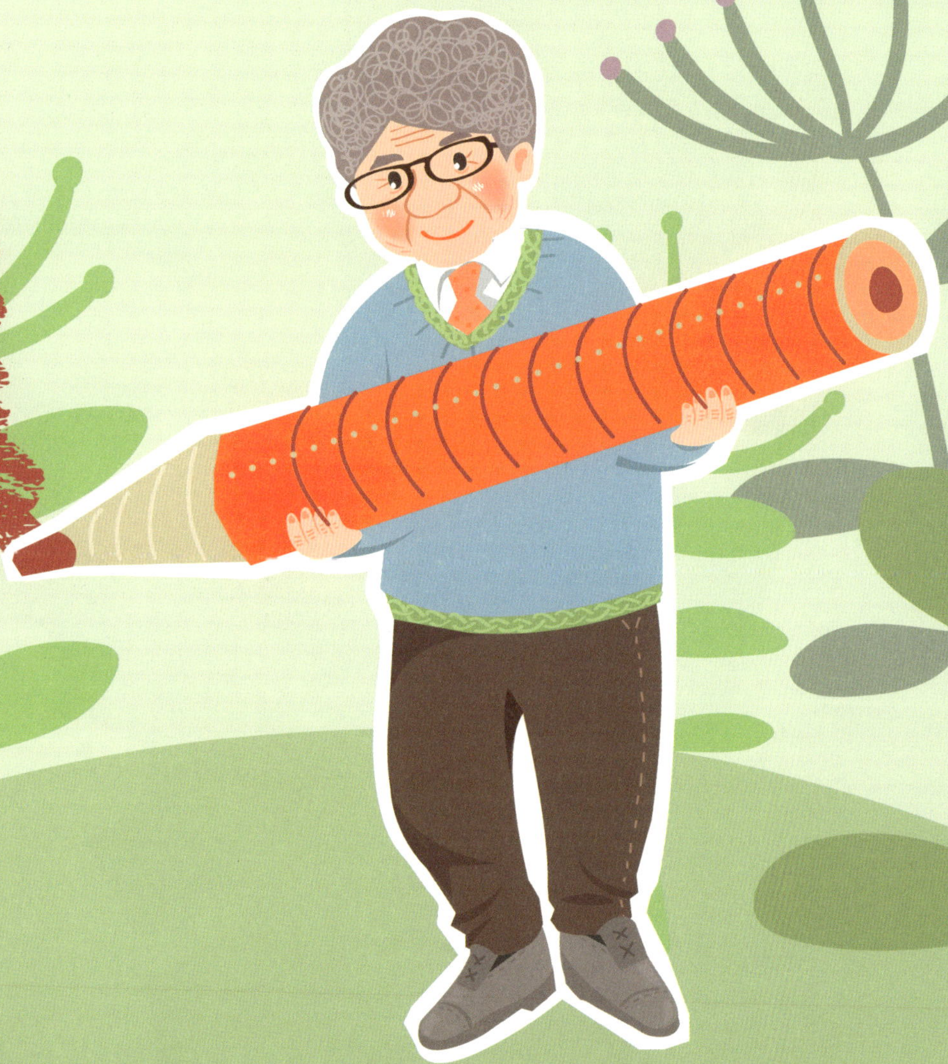

색칠하기

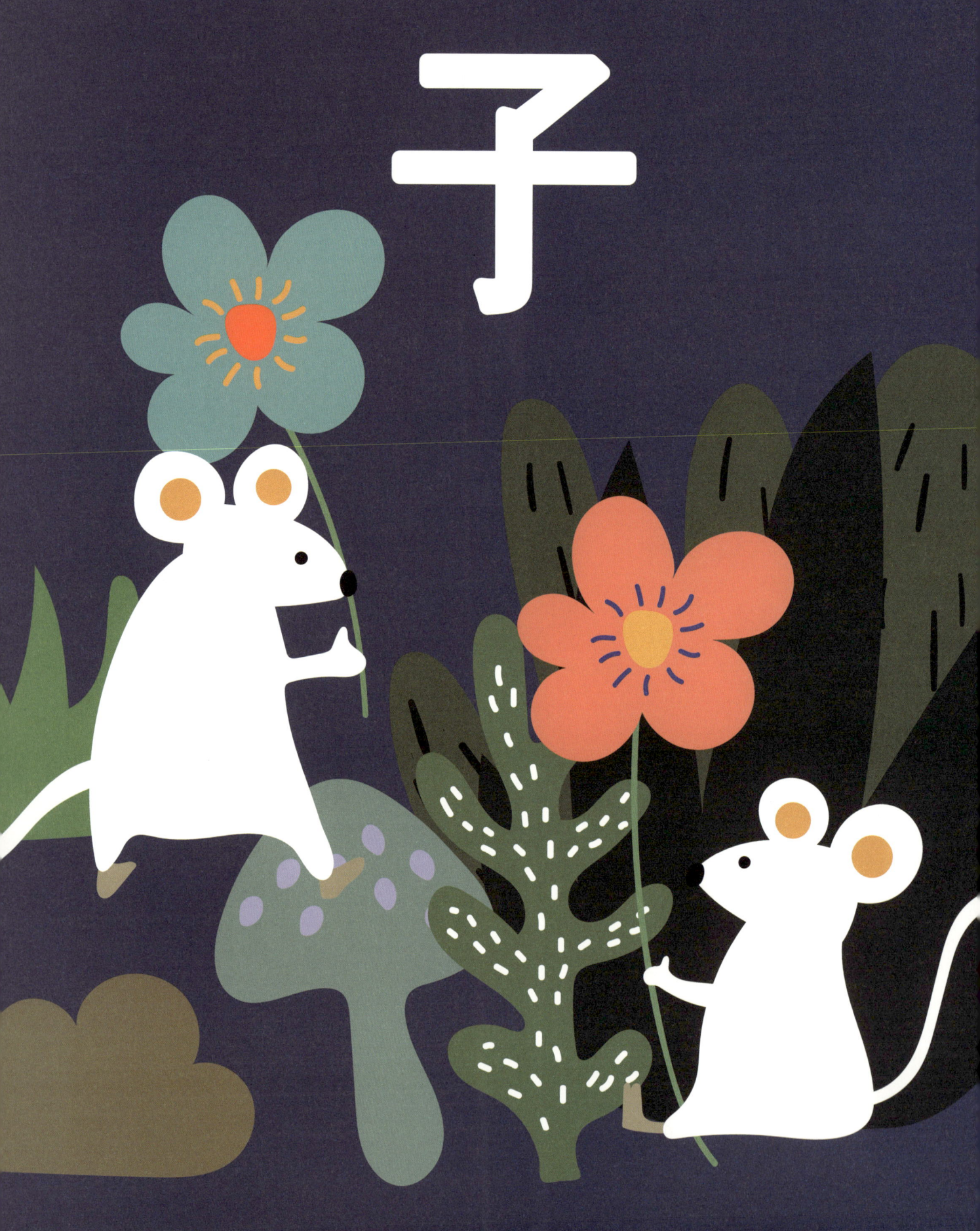

子

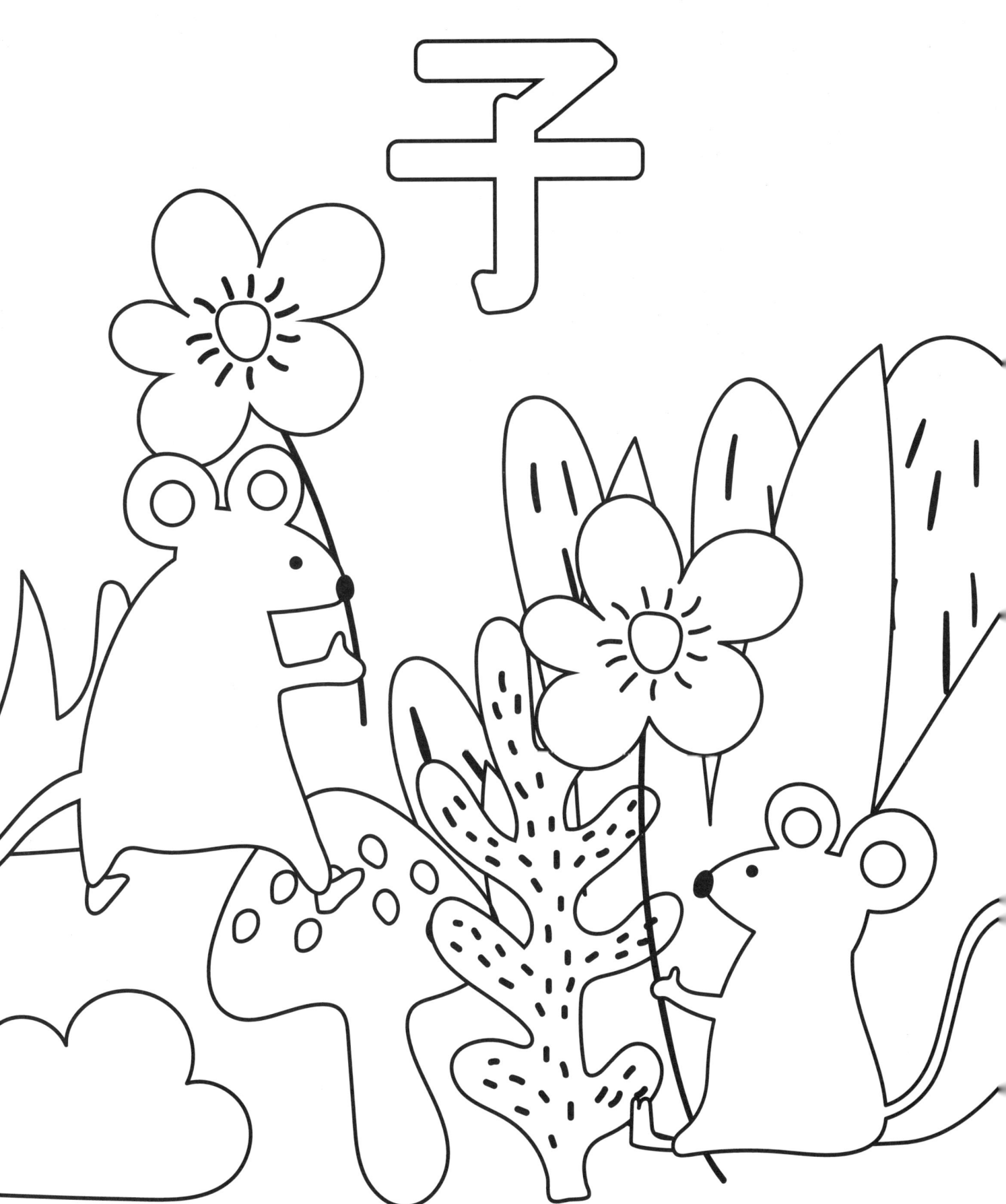

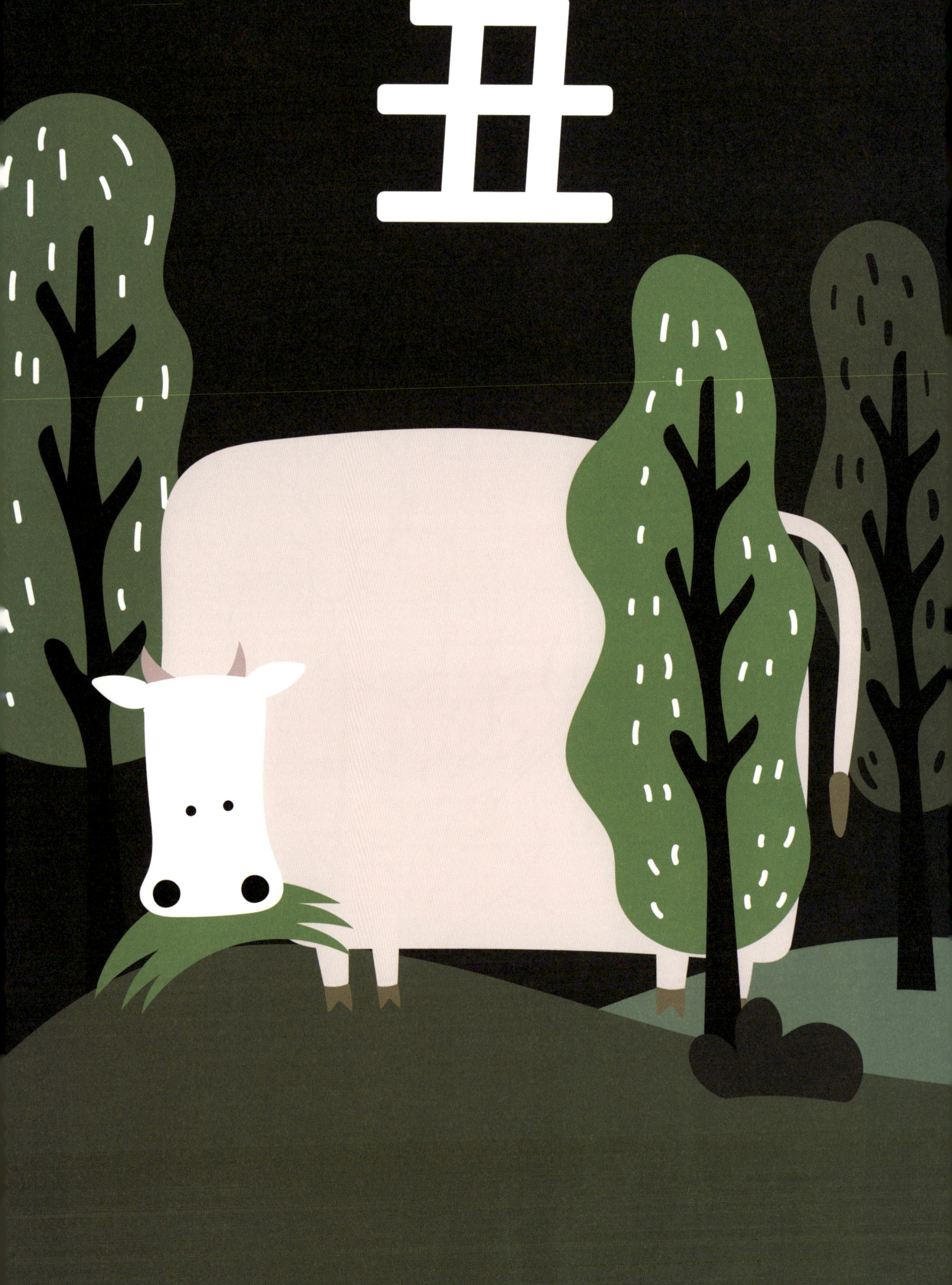

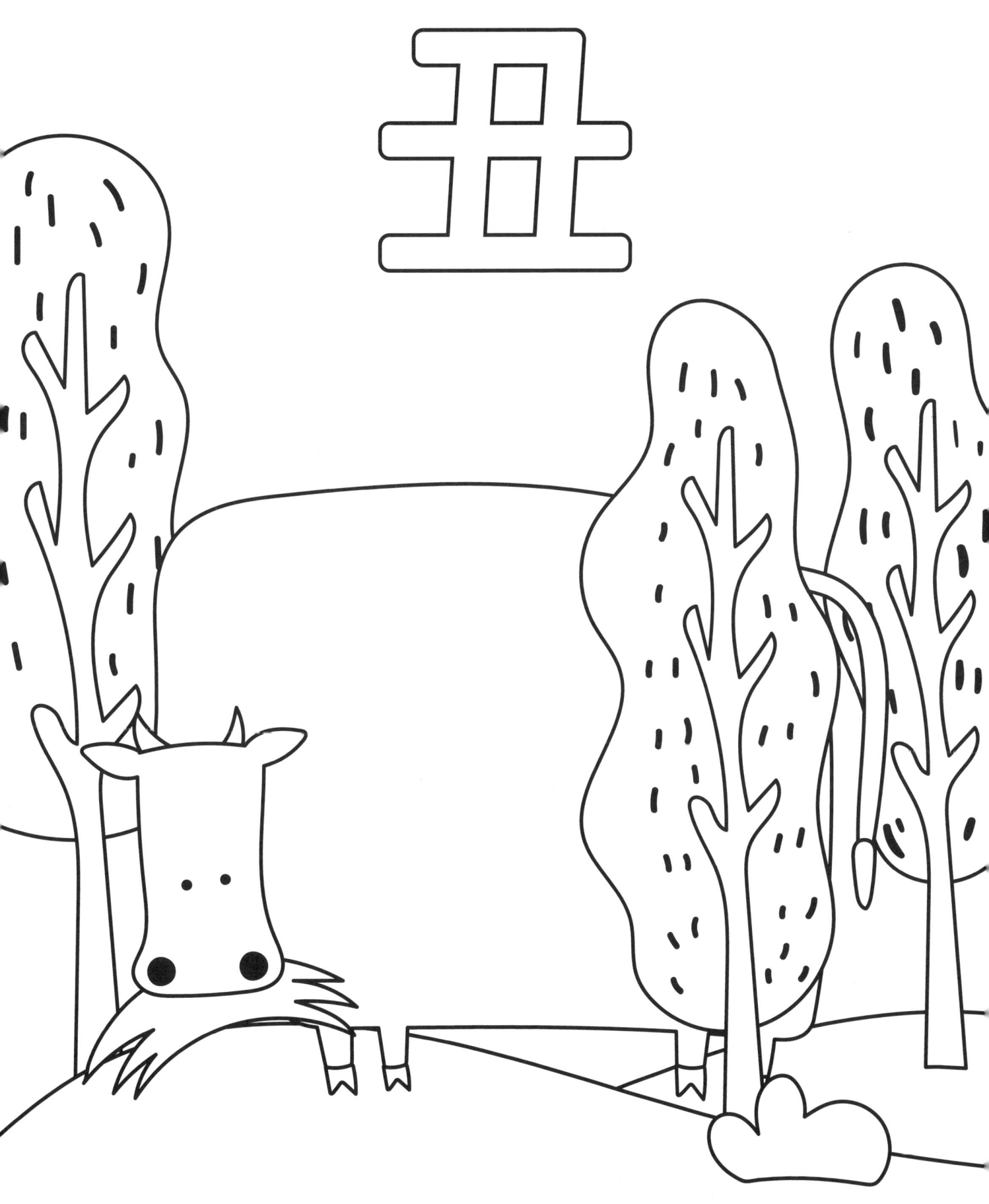

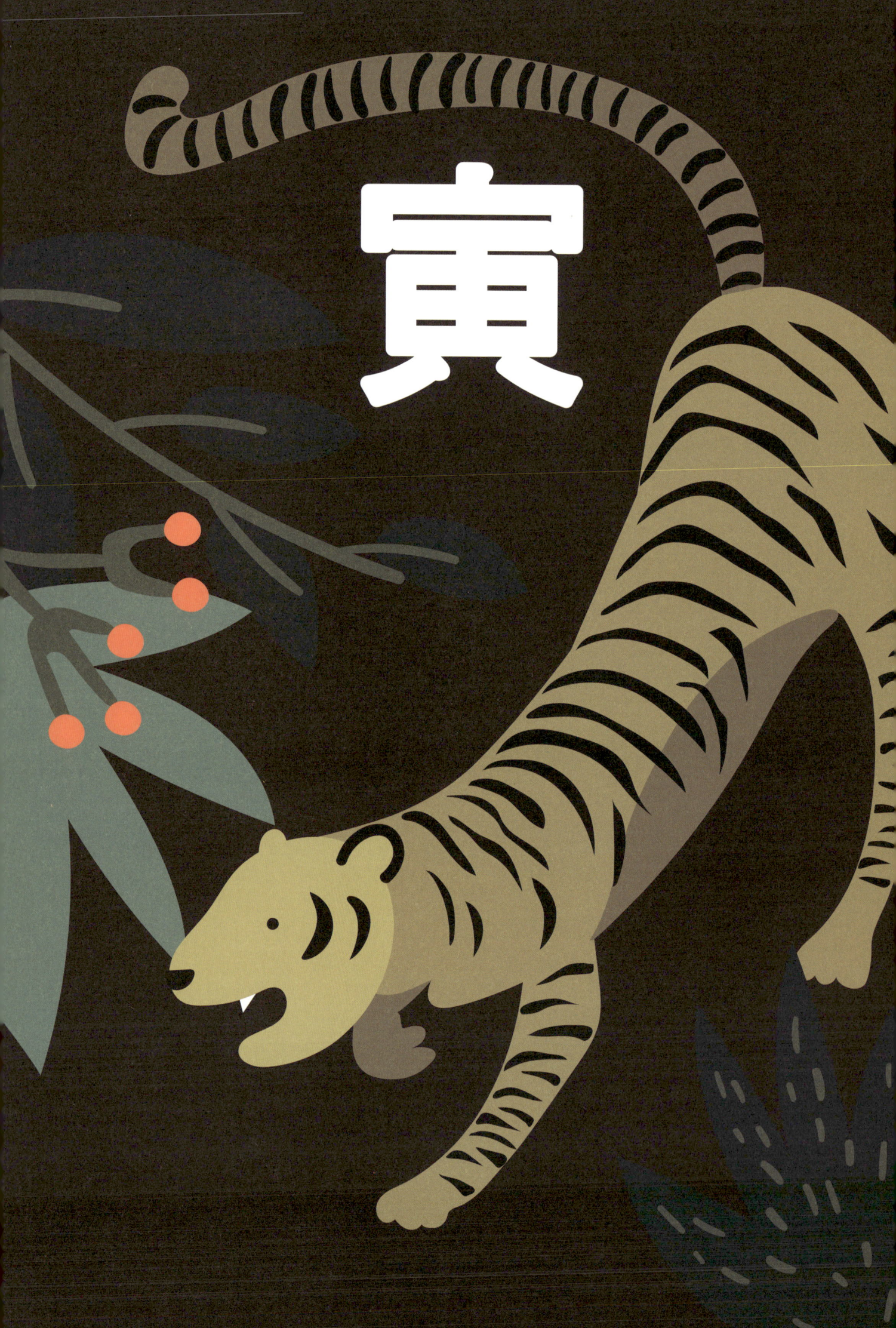

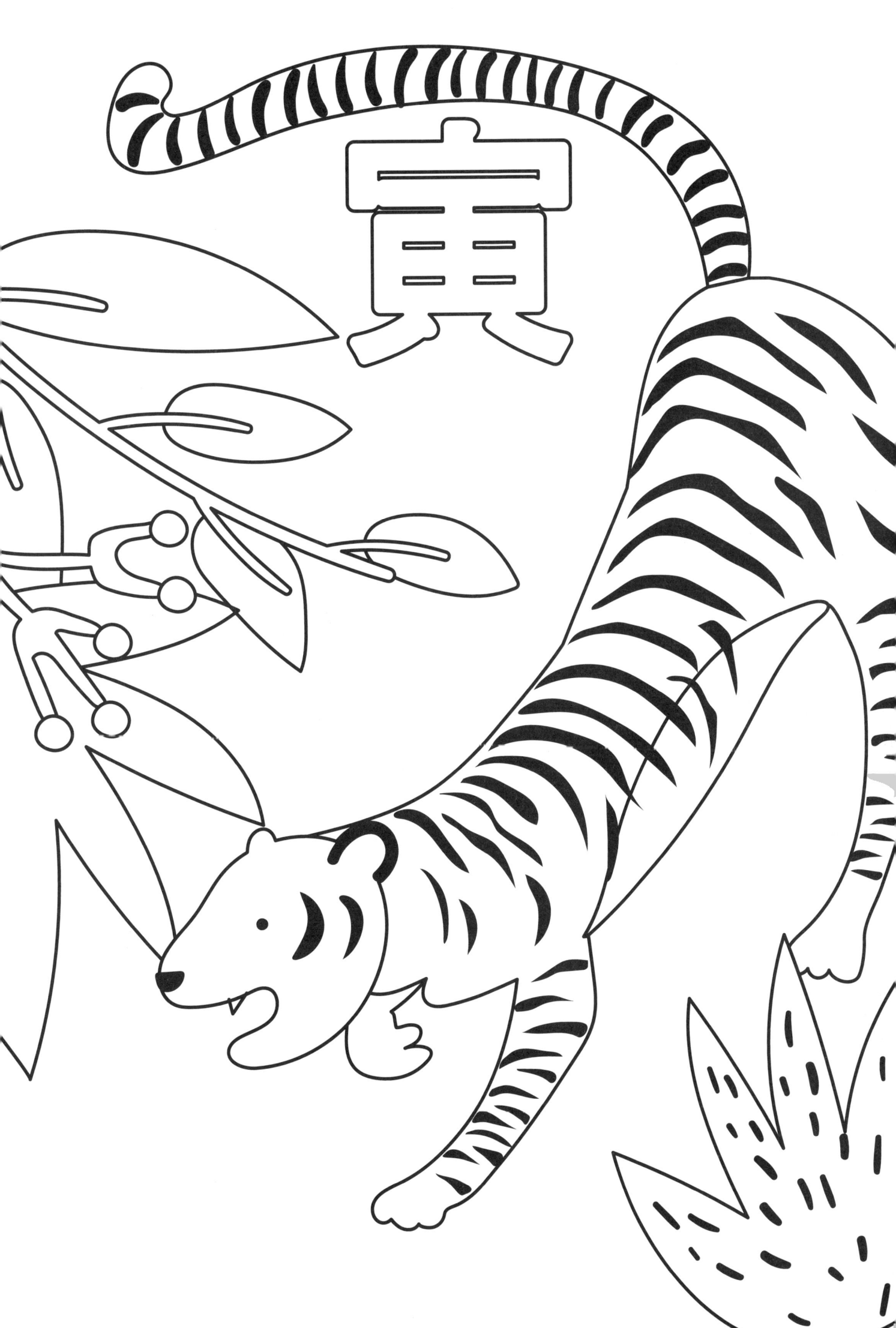

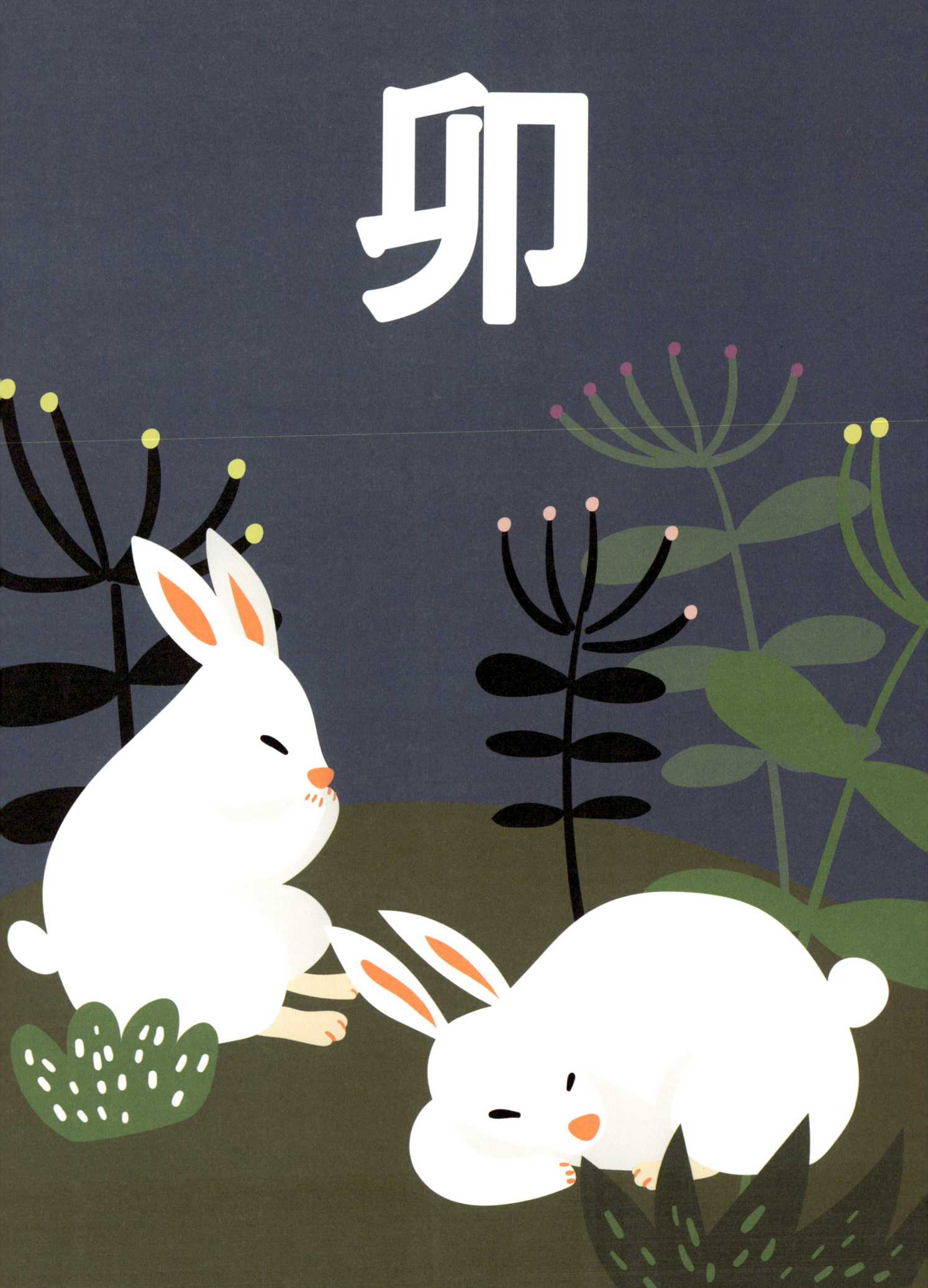

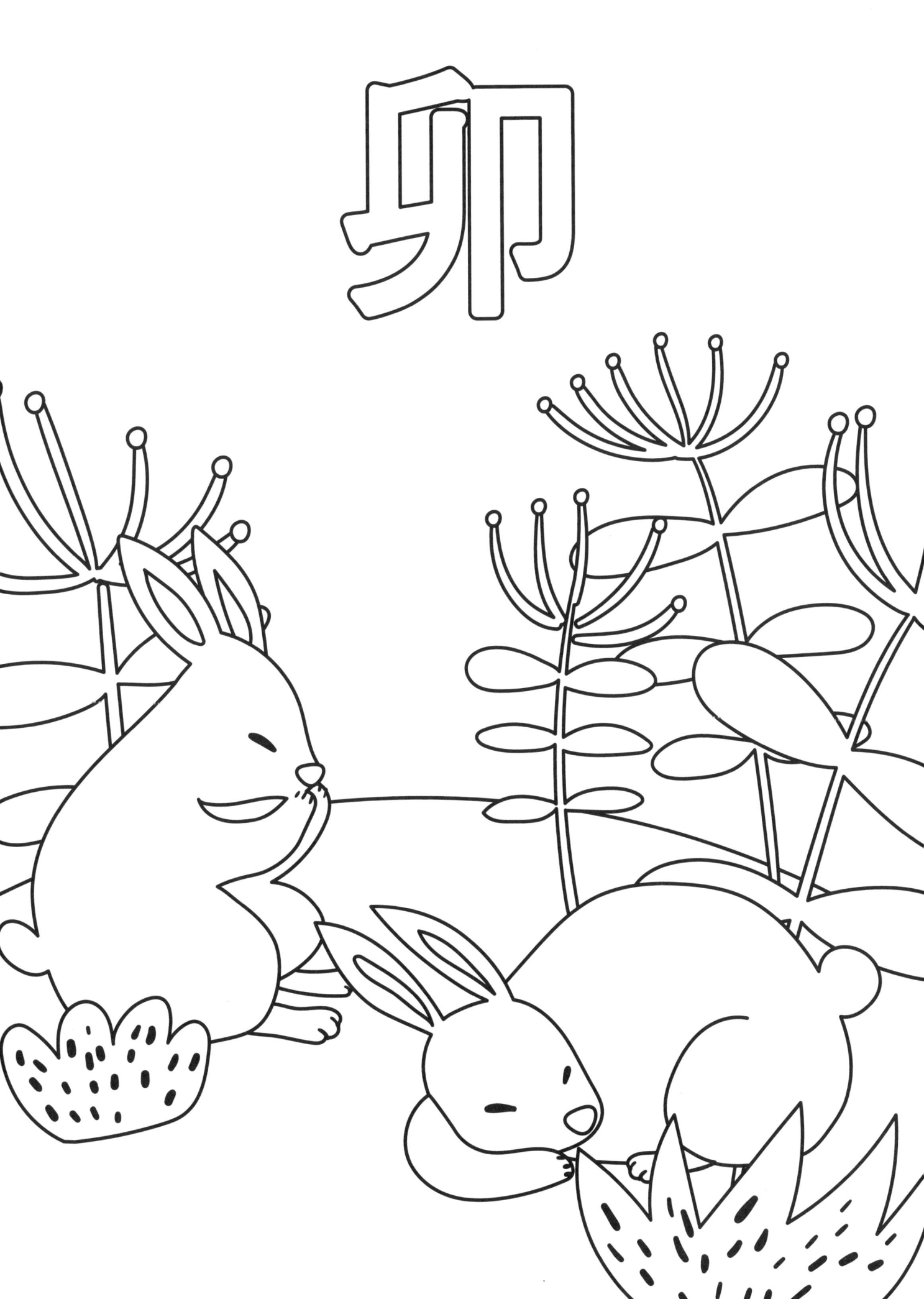

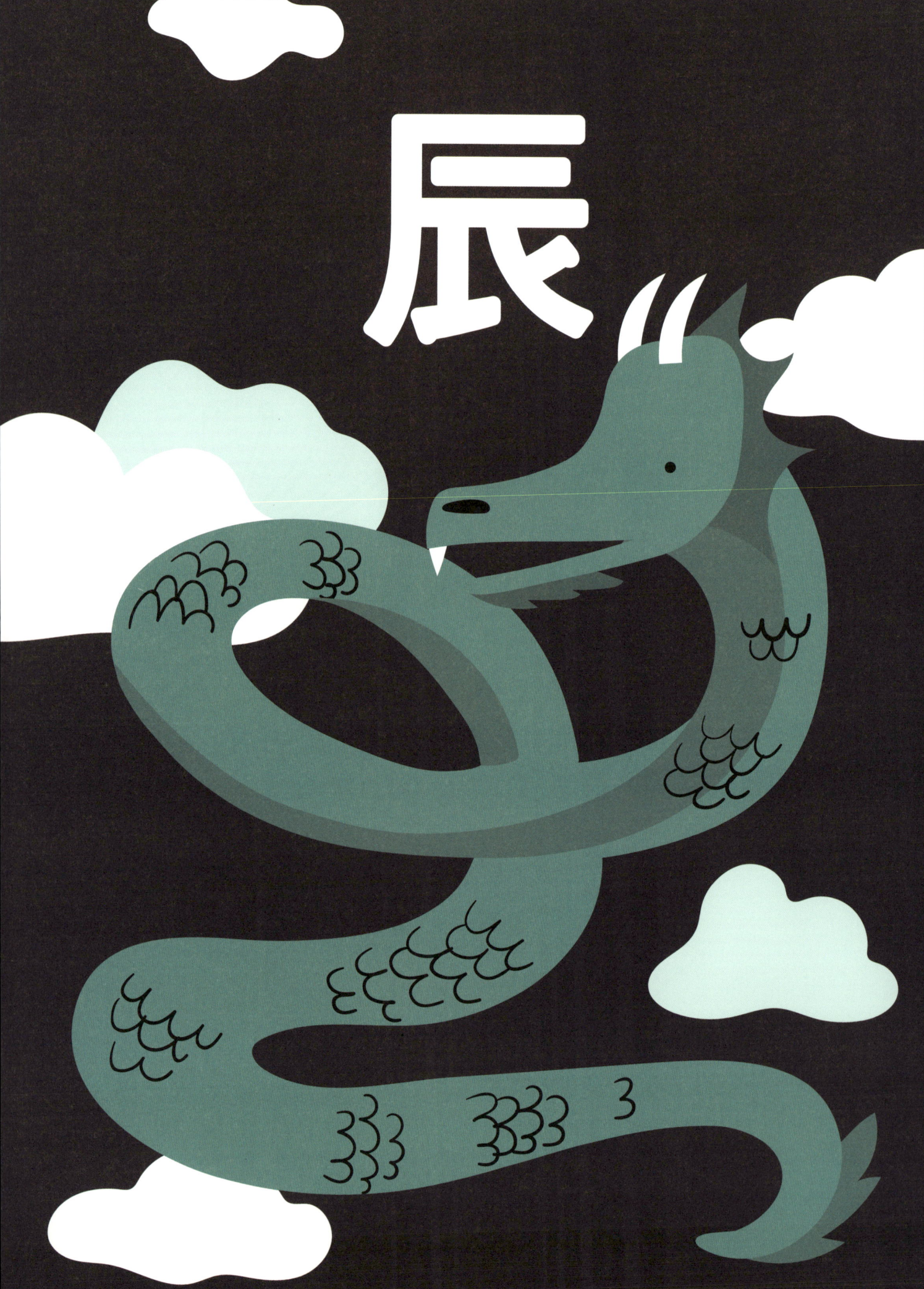

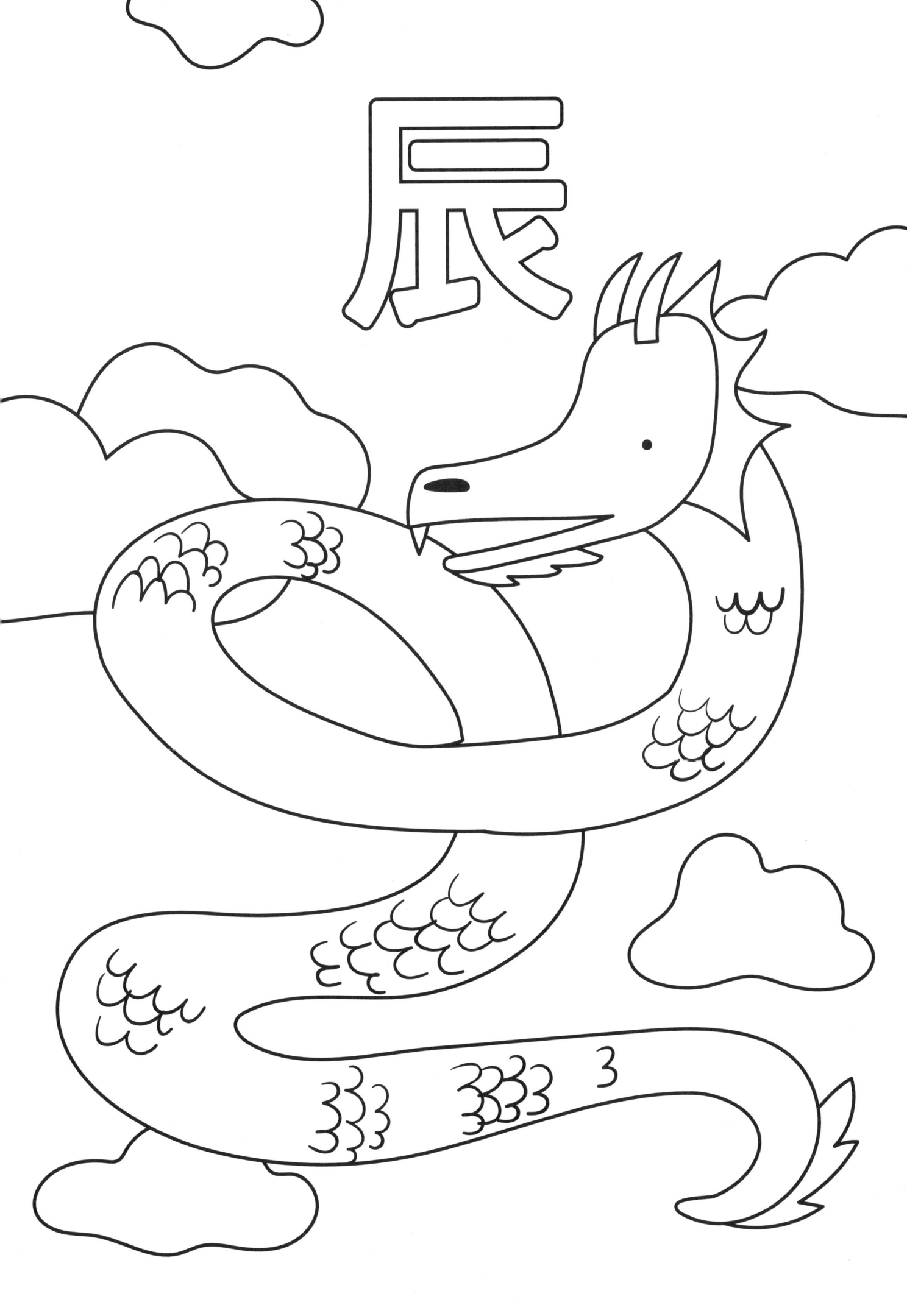

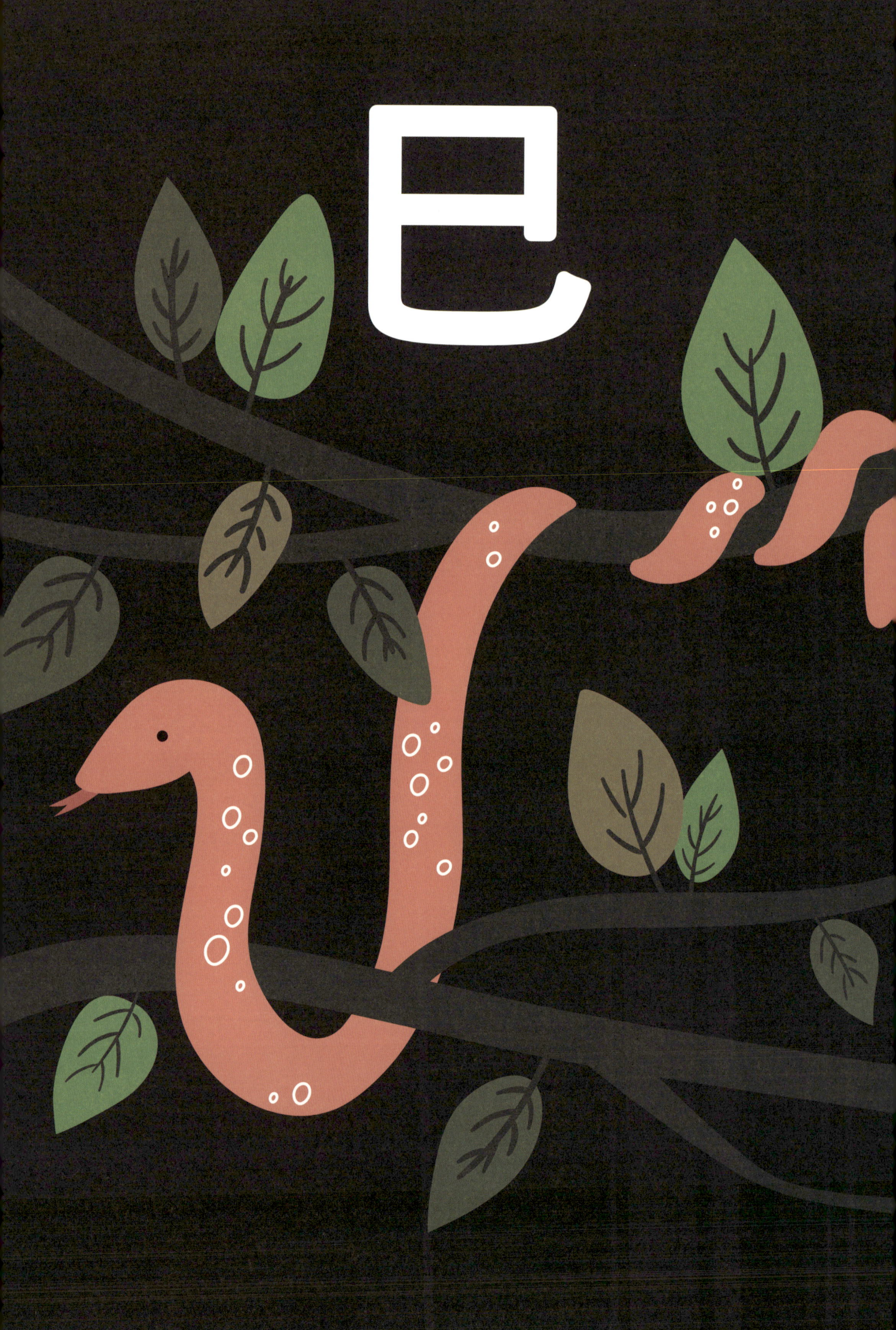

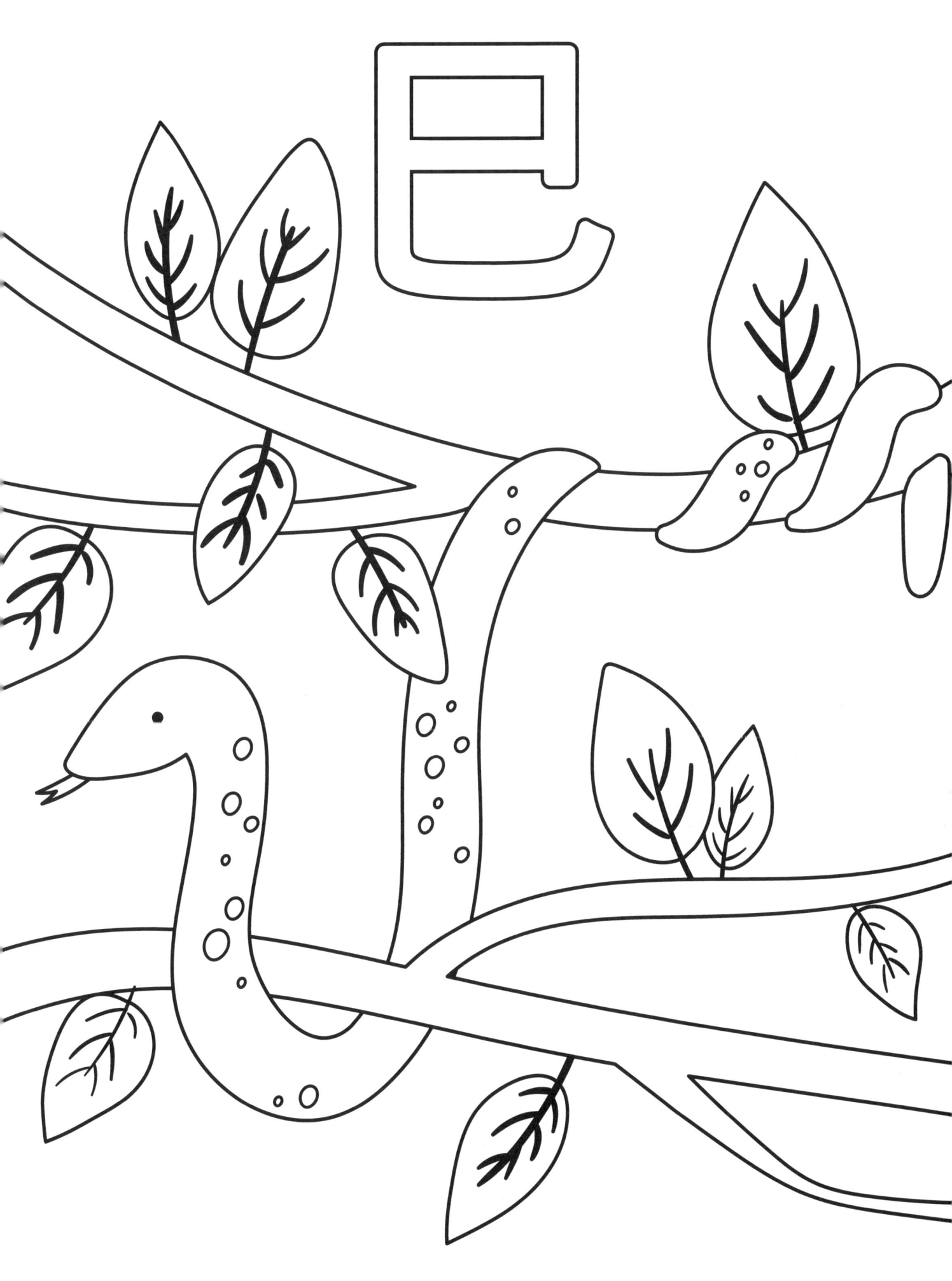

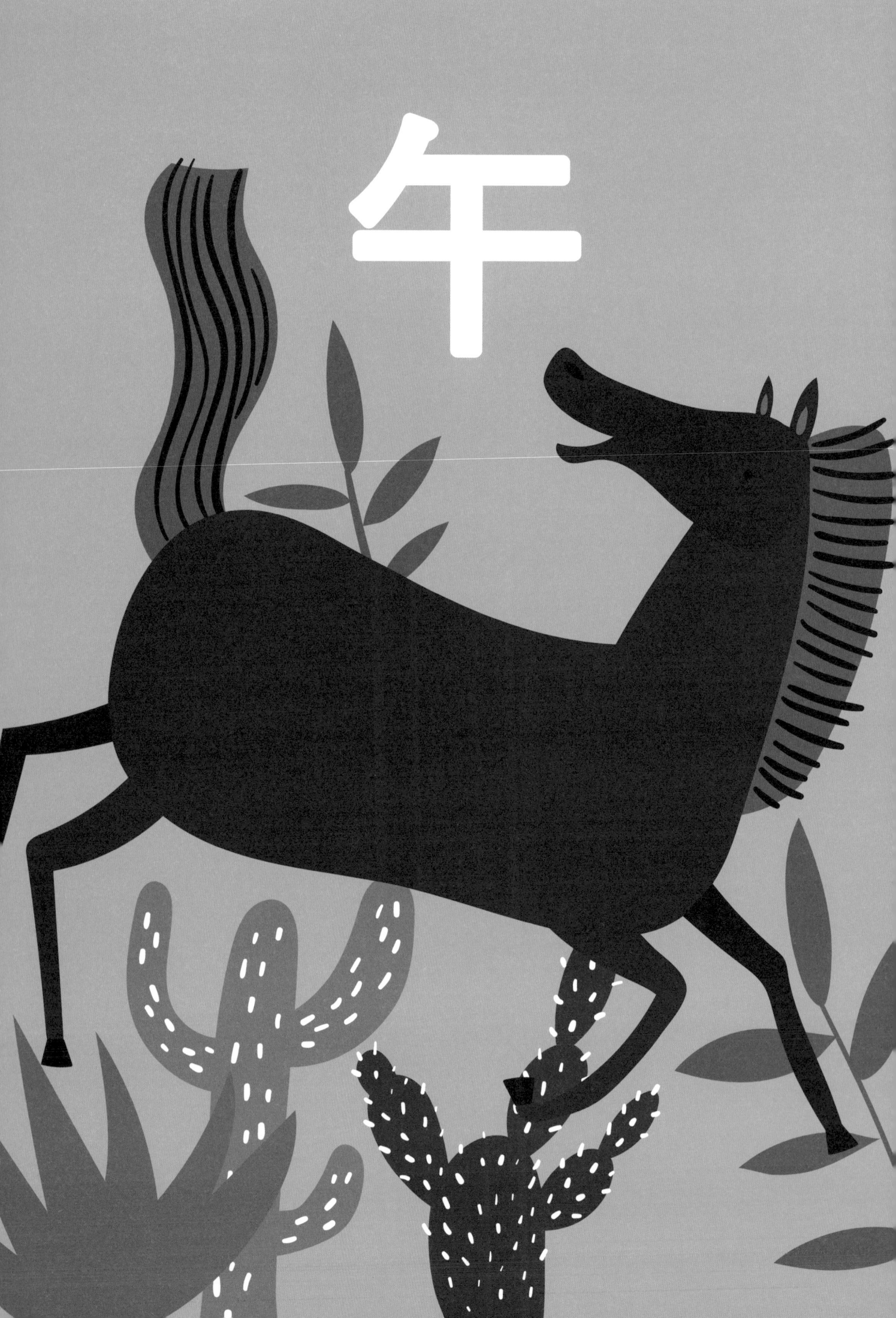

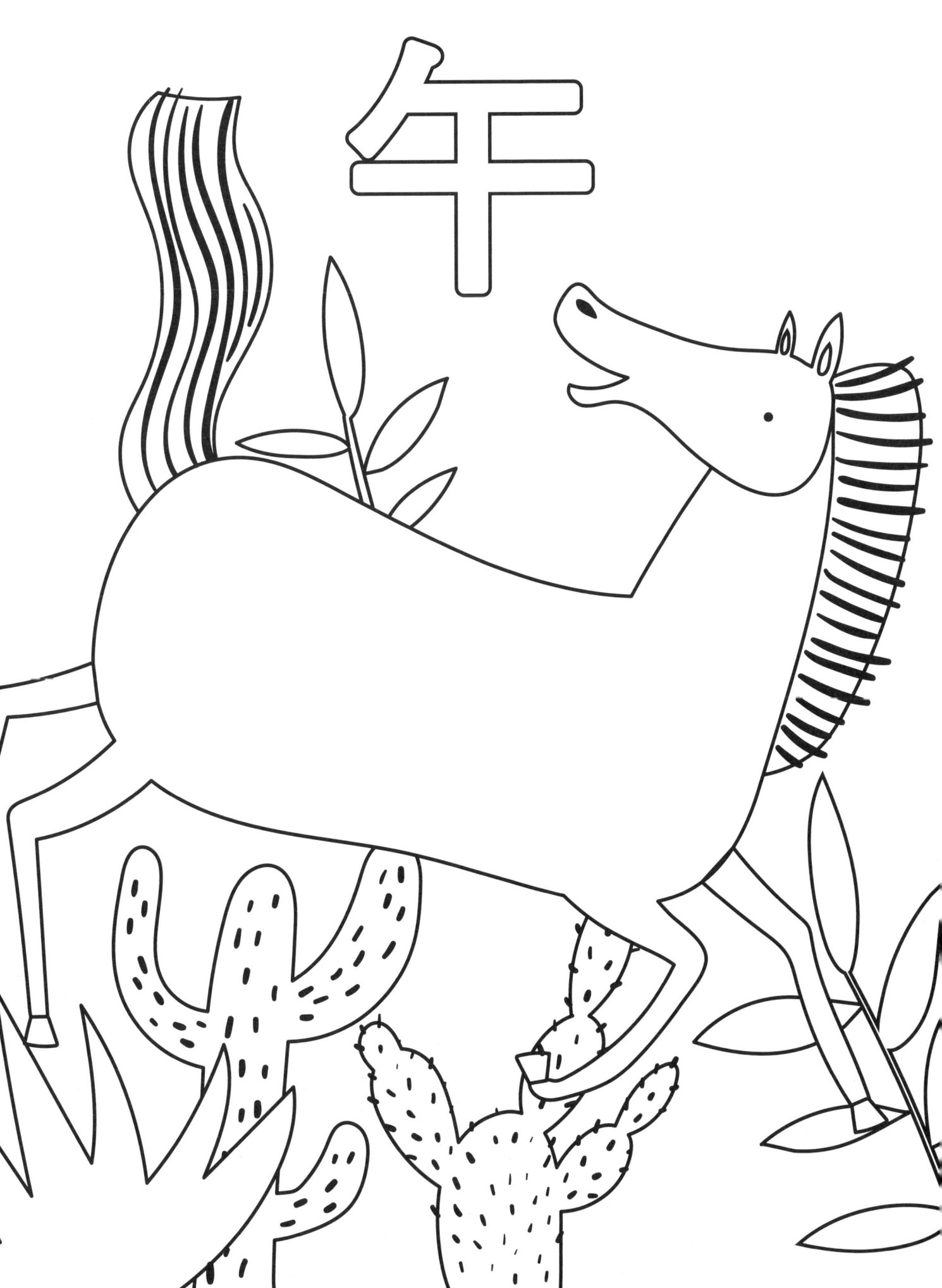

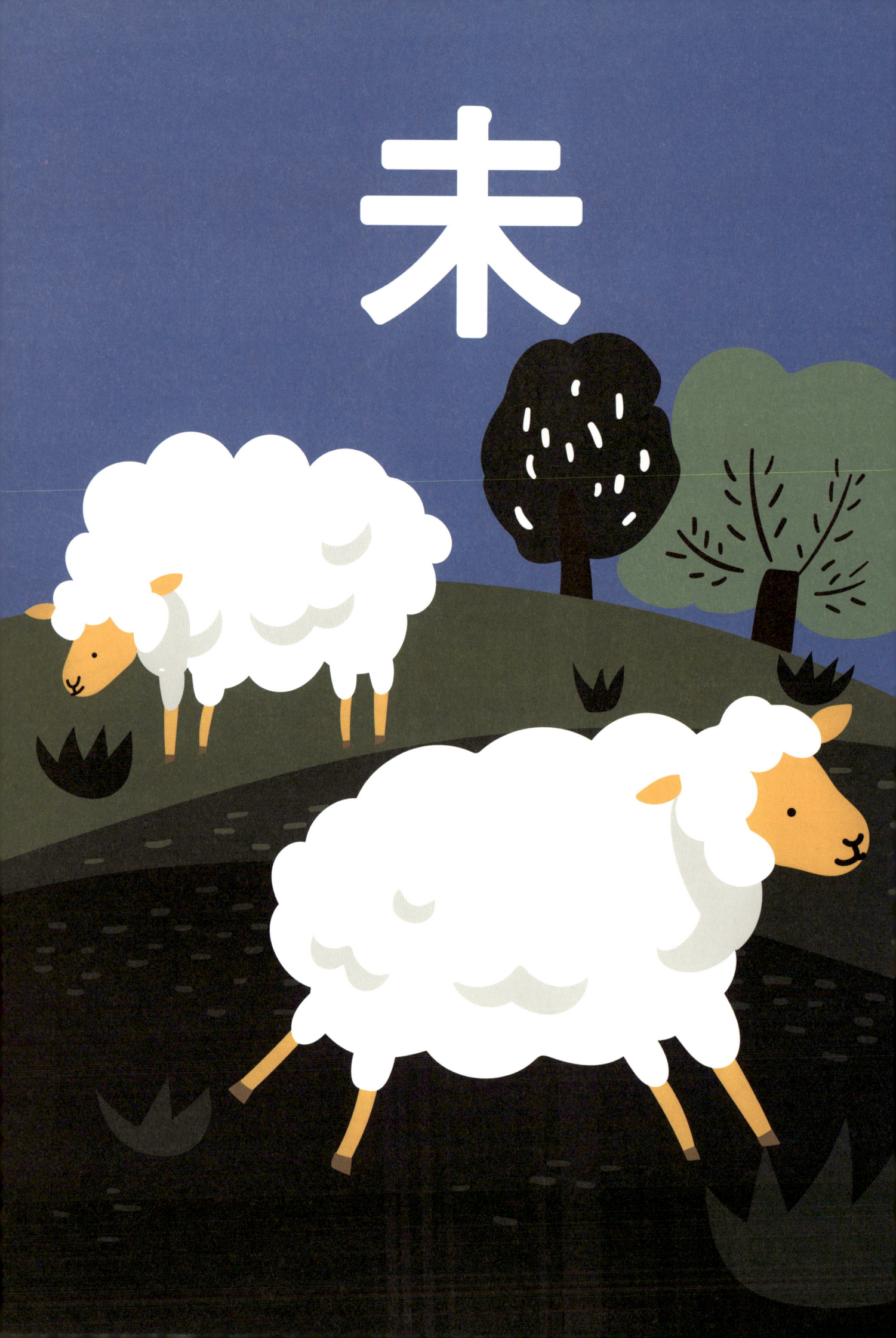

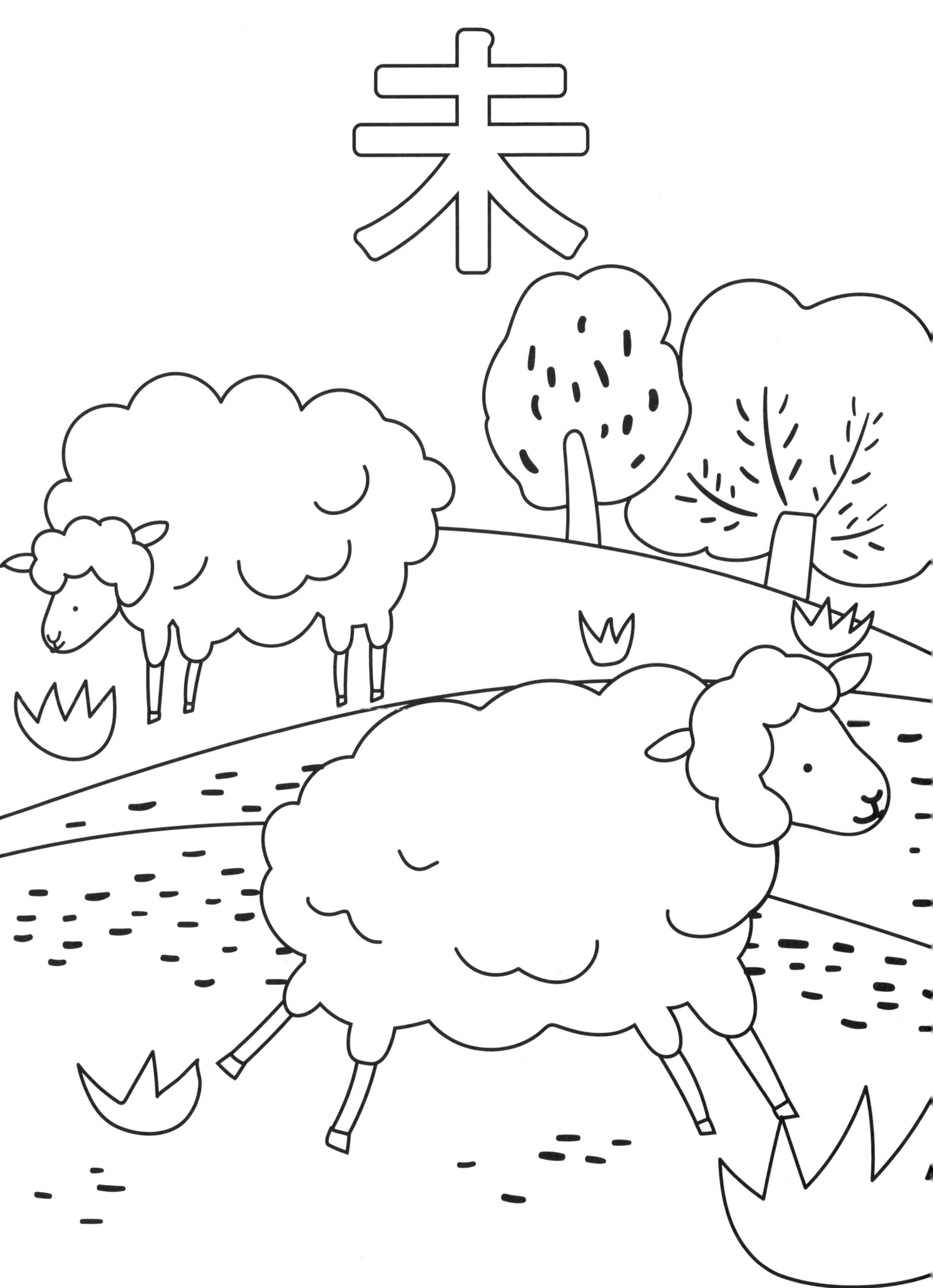

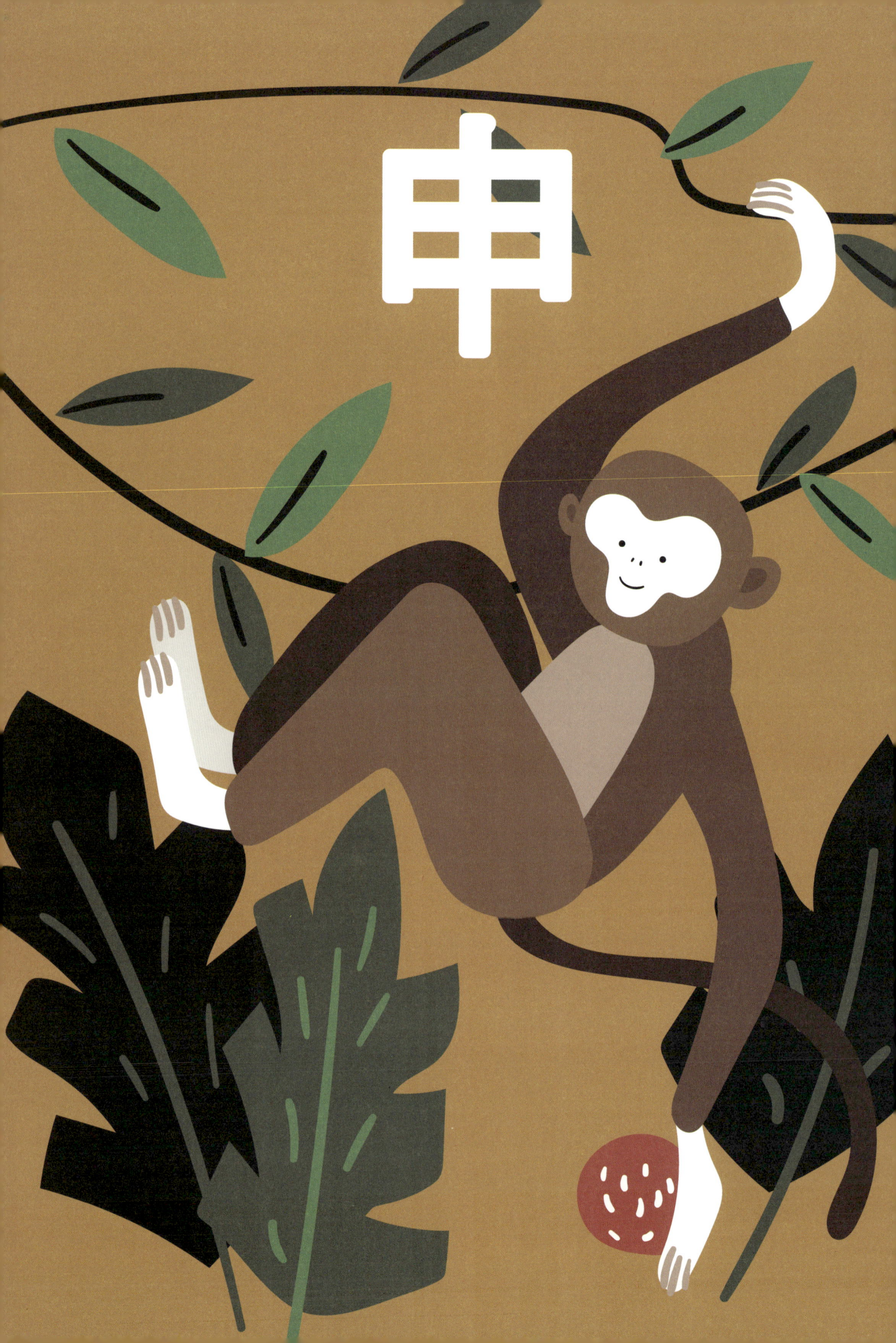

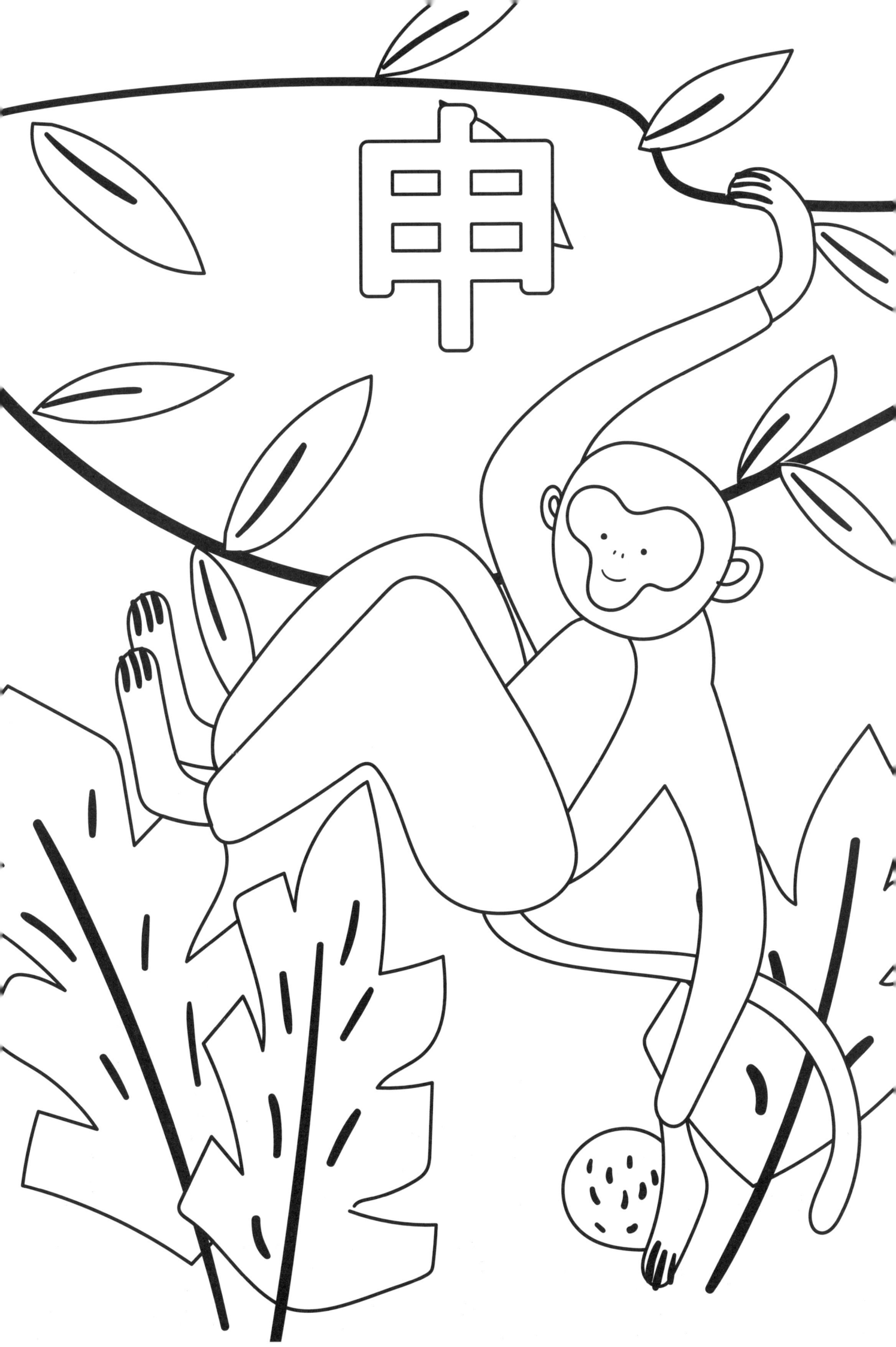

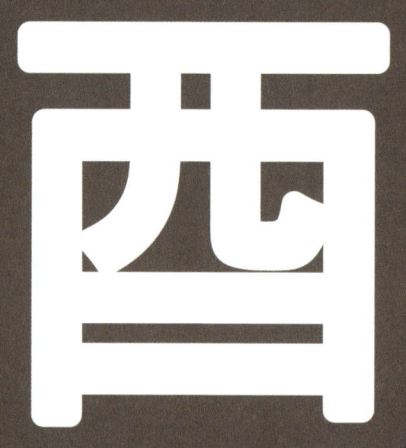

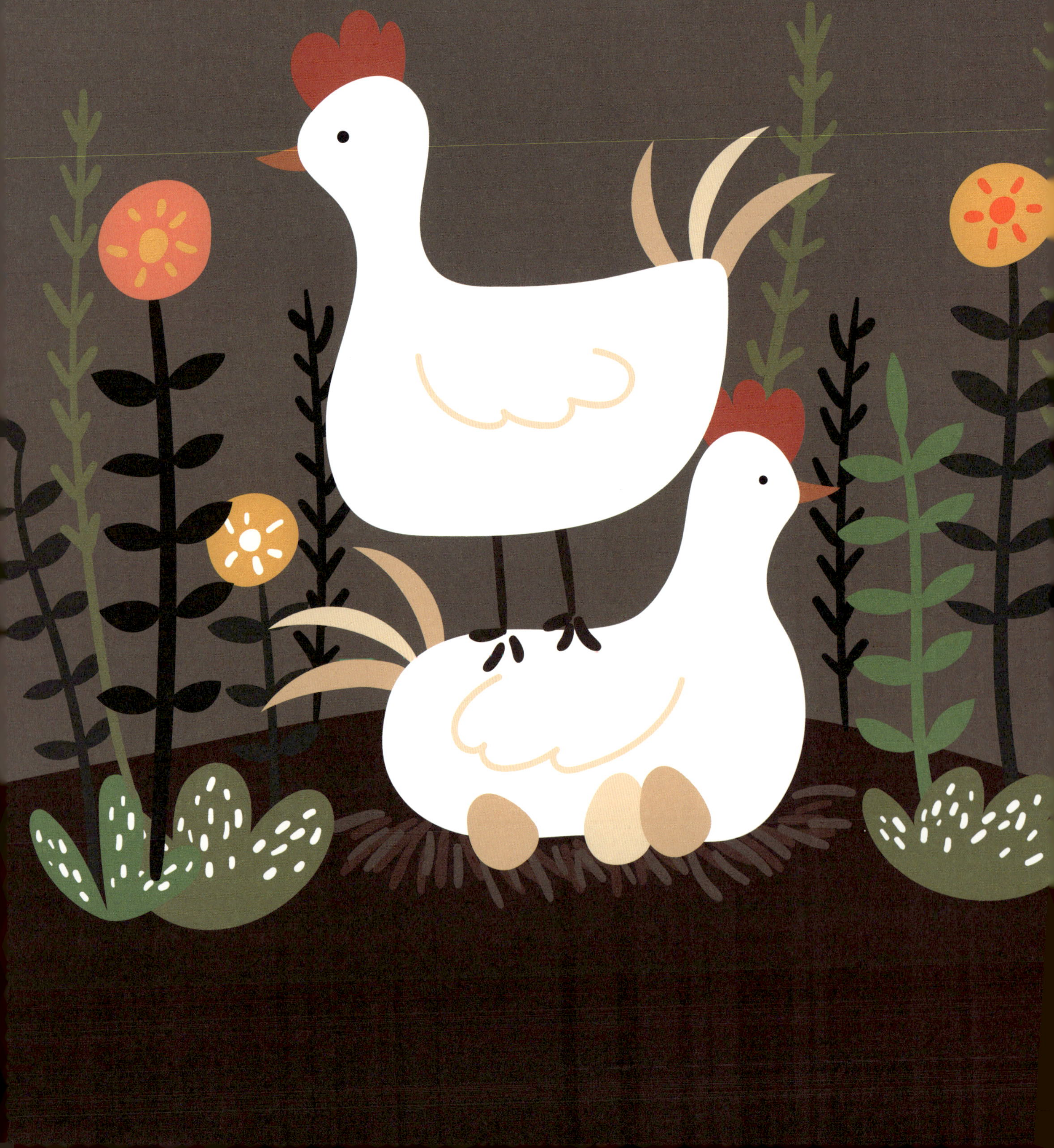

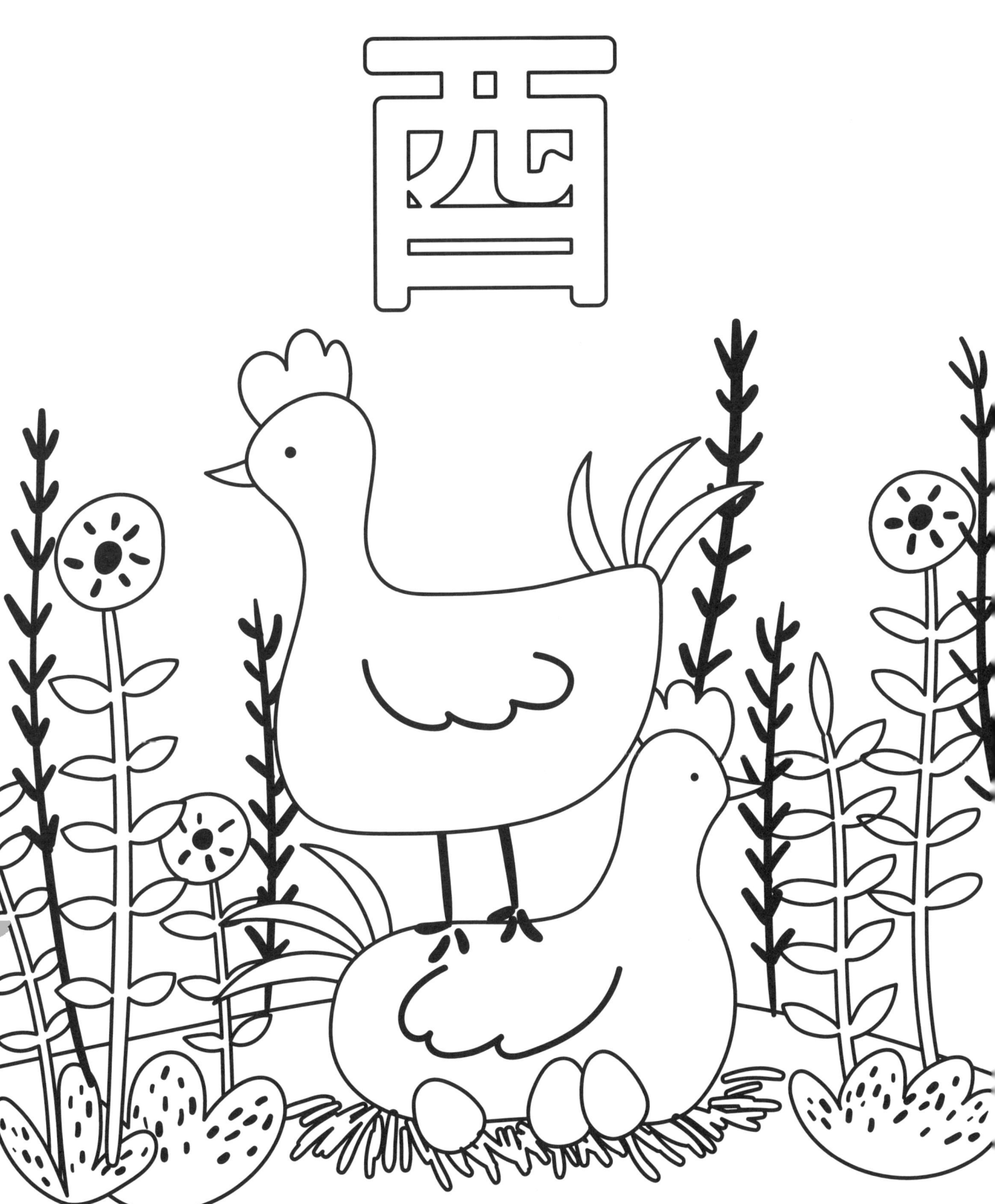

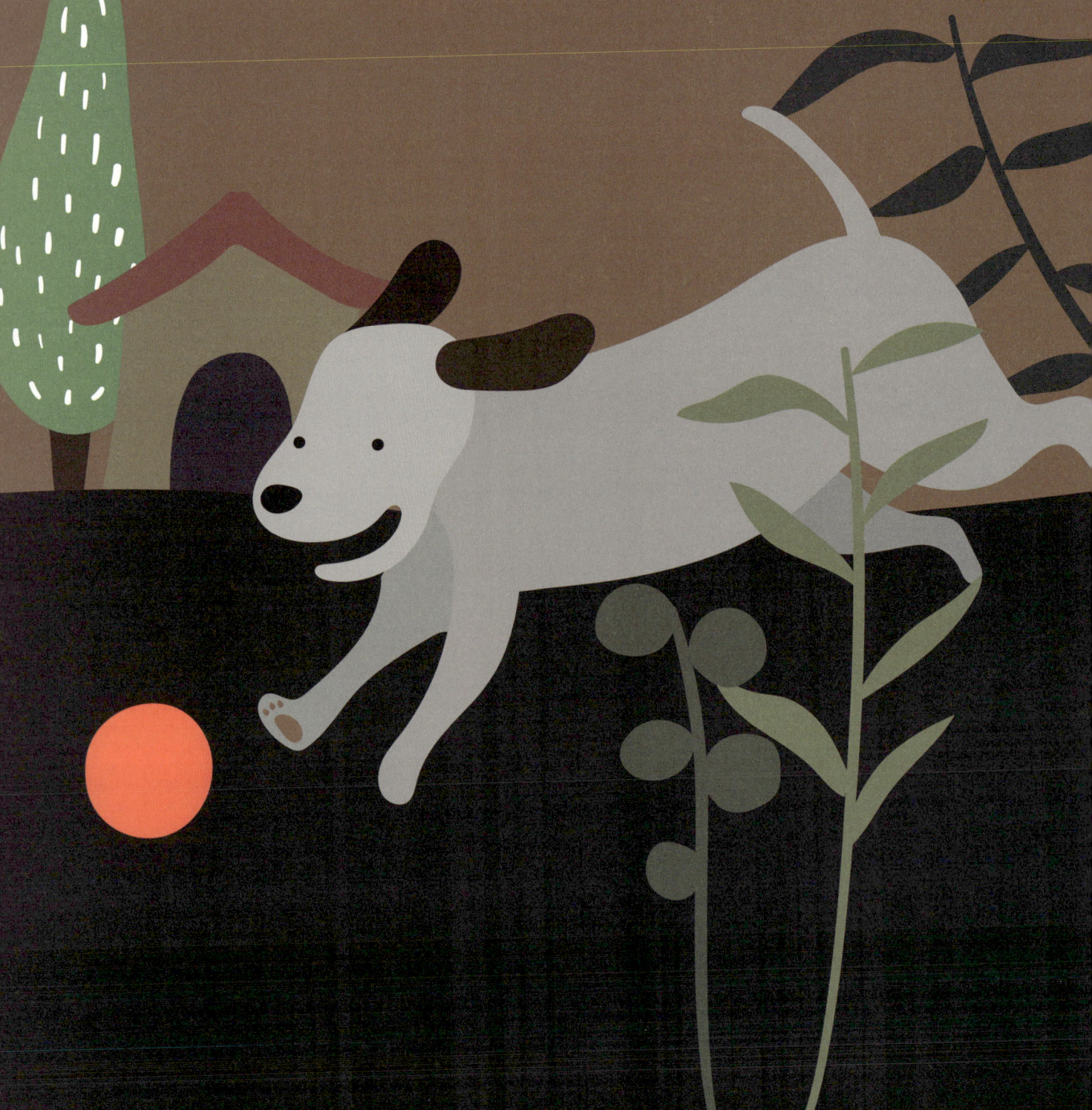

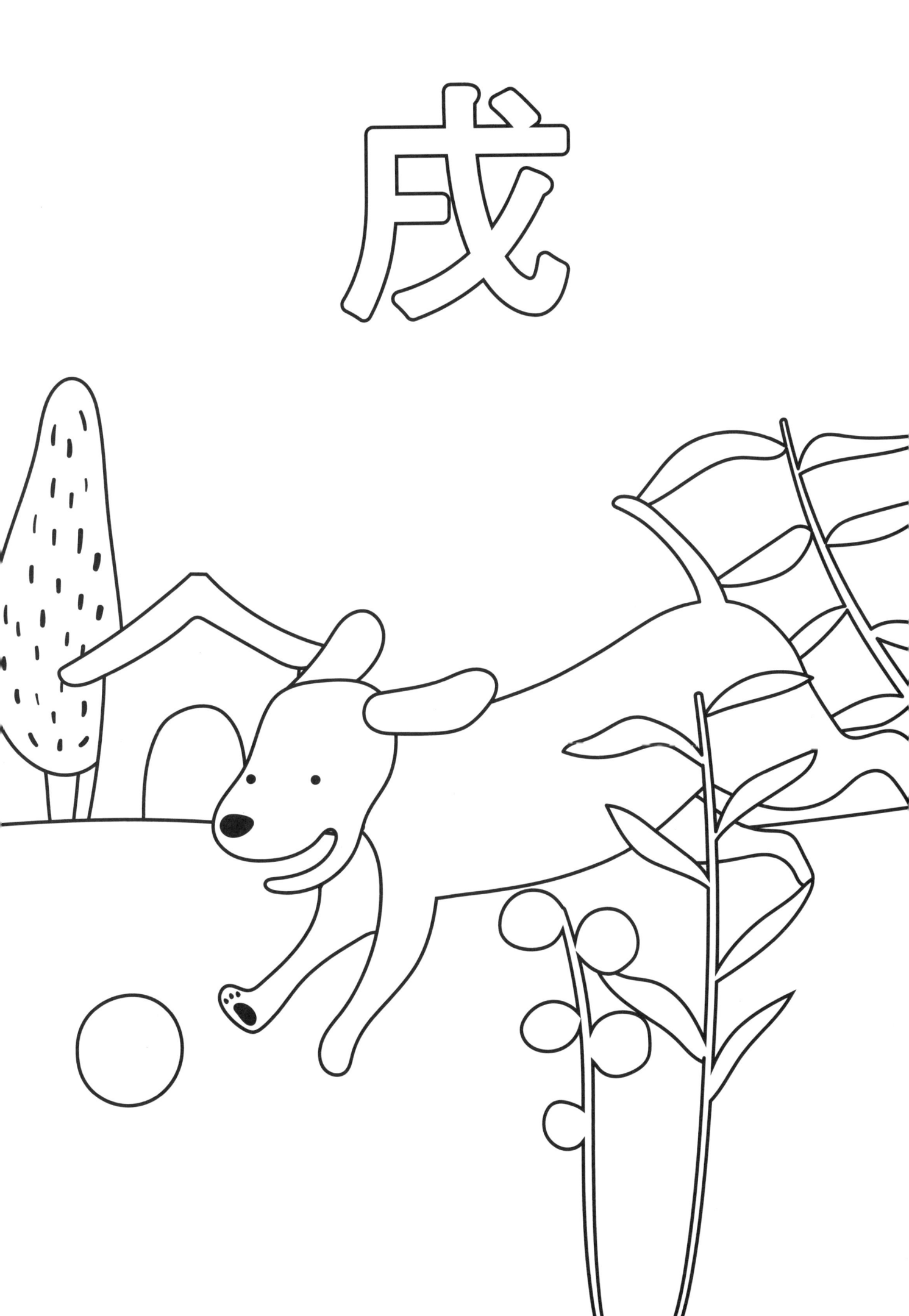

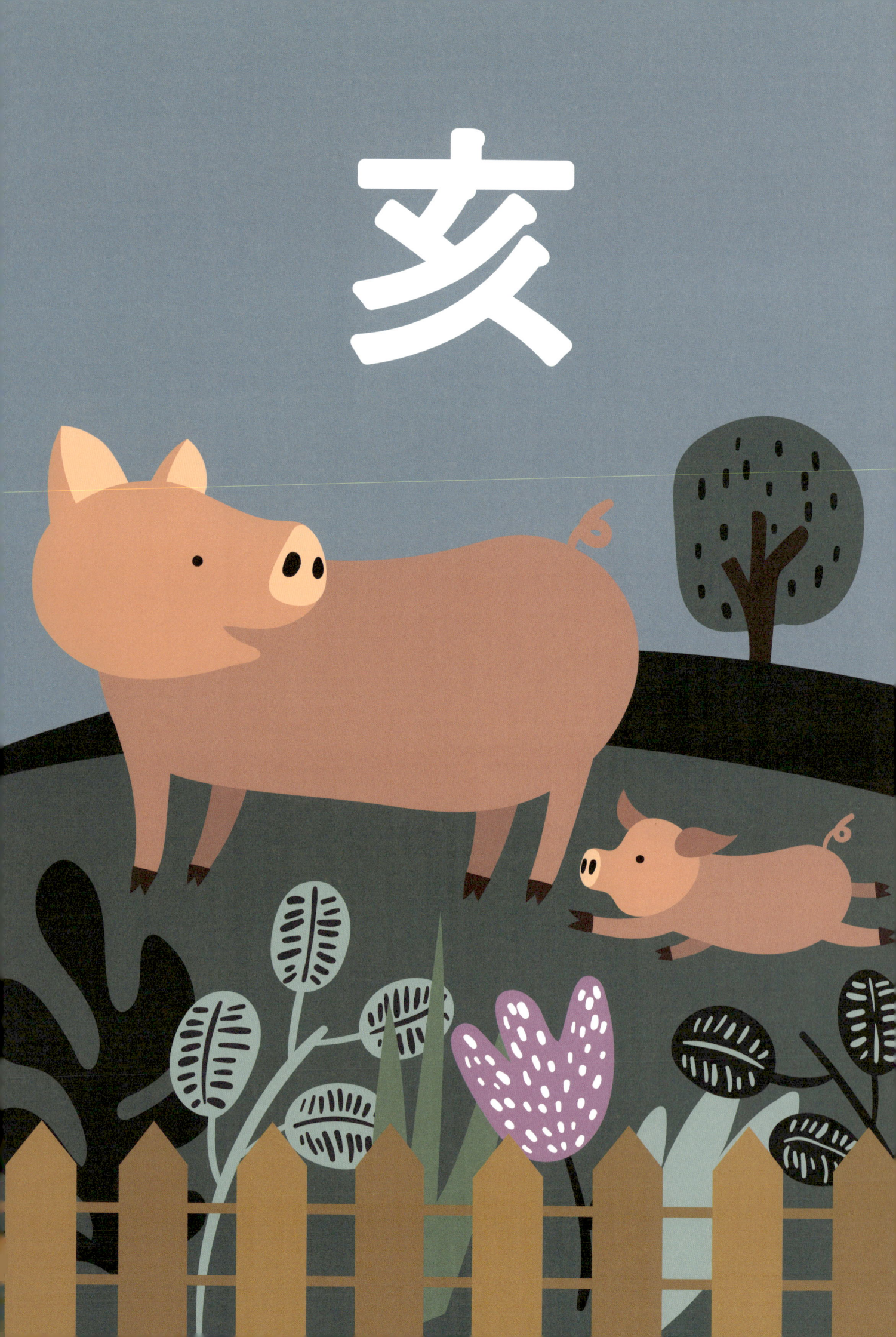

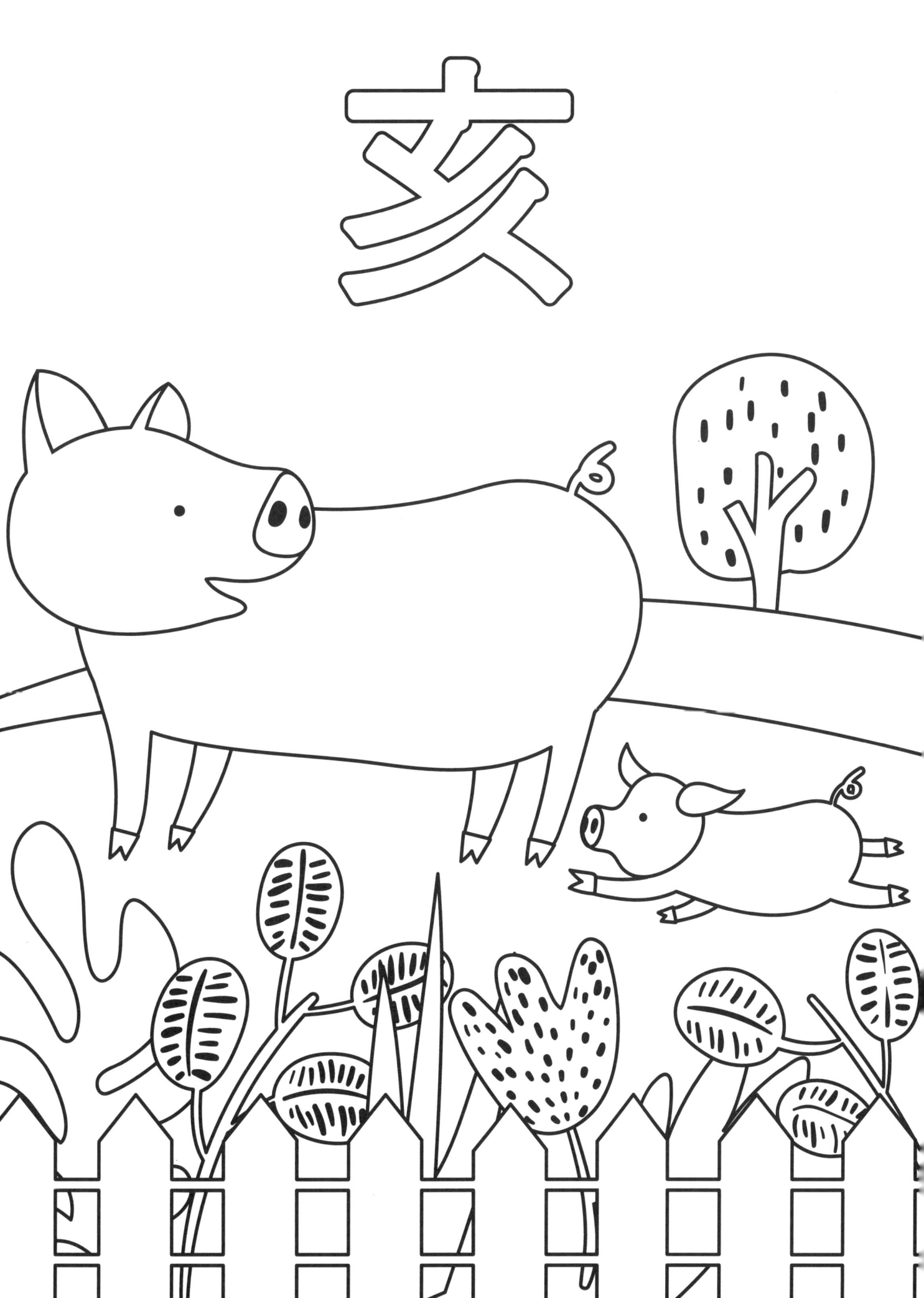

**좋은 책을 만드는 길, 독자님과 함께 하겠습니다.**

### 시니어를 위한 하하하 05 점잇기&색칠북 12지신편

| | |
|---|---|
| **초 판 발 행** | 2023년 08월 30일 (인쇄 2023년 07월 04일) |
| **발 행 인** | 박영일 |
| **책 임 편 집** | 이해욱 |
| **편 저** | SD사회복지연구소 |
| **편 집 진 행** | 노윤재 · 김호은 |
| **표지디자인** | 박수영 |
| **편집디자인** | 임아람 · 박서희 |
| **발 행 처** | (주)시대고시기획 |
| **출 판 등 록** | 제 10-1521호 |
| **주 소** | 서울시 마포구 큰우물로 75 [도화동 538 성지 B/D] 9F |
| **전 화** | 1600-3600 |
| **팩 스** | 02-701-8823 |
| **홈 페 이 지** | www.sdedu.co.kr |

| | |
|---|---|
| **I S B N** | 979-11-383-5456-1 |
| **정 가** | 9,000원 |

※ 이 책은 저작권법의 보호를 받는 저작물이므로 동영상 제작 및 무단전재와 배포를 금합니다.
※ 잘못된 책은 구입하신 서점에서 바꾸어 드립니다.

## 시니어 취미 활동북 시리즈

### 시니어를 위한 하하하
(하루에 하나씩 하자!)

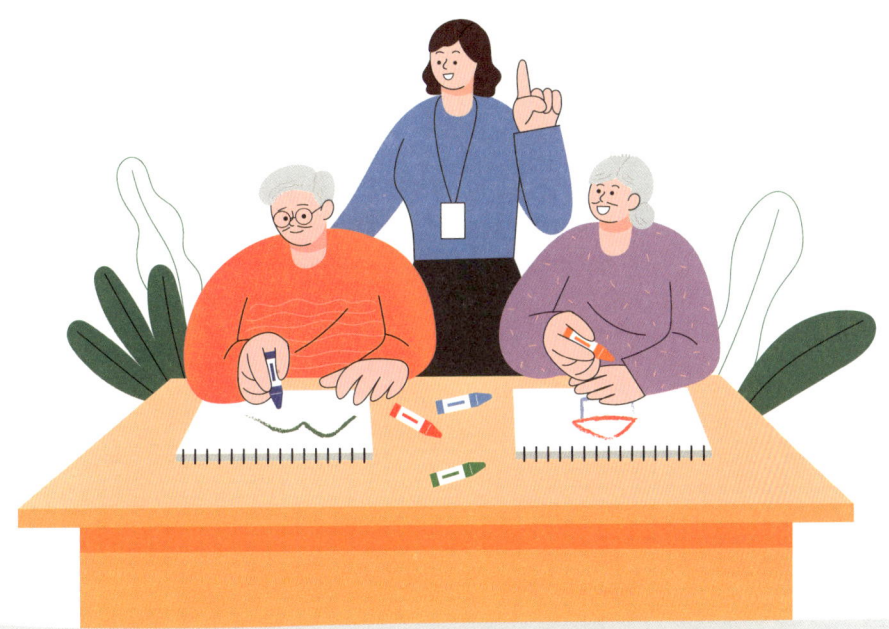

**뇌 신경세포 자극으로 인지기능 향상과 치매 예방!**

퍼즐, 색칠 등 다양한 두뇌 자극 활동으로
인지기능을 향상하고 치매를 예방할 수 있어요!

### ⭐ 인지기능 향상
- 사고 속도 향상
- 단기 기억력 향상
- 주의력, 집중력 향상

### ⭐ 삶의 만족도 향상
- 수면의 질 향상
- 스트레스 해소 및 기분 관리
- 손가락 운동으로 소근육 단련

# 시니어를 위한 하하하 시리즈 도서
### 하나씩 하루에 하 하자!

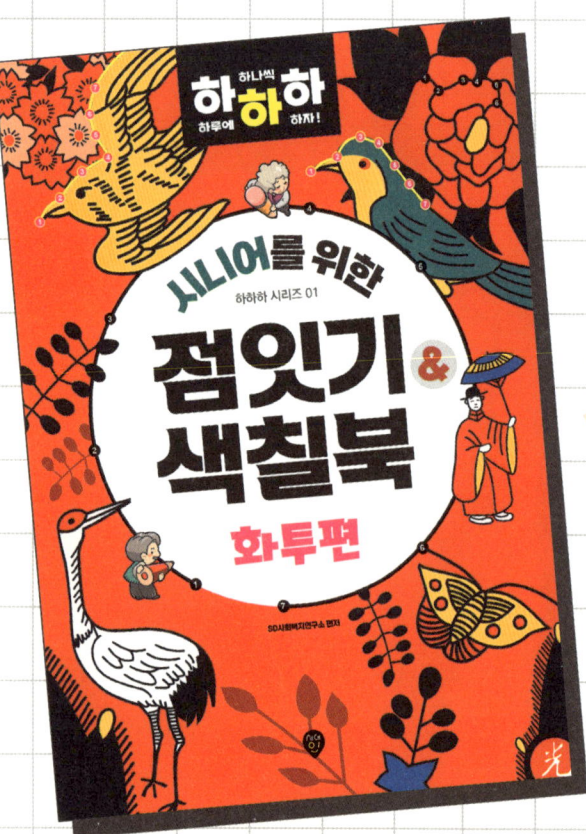

### 01
## 점잇기&색칠북
**화투편**

- 시니어에게 익숙한 화투 그림!
- 숫자를 세고 점을 이으면 인지기능과 집중력이 향상!
- 펜만 있으면 할 수 있는 쉽고 간단한 취미생활!
- 잘 보이는 큰 글자와 깔끔한 그림!

### 02
## 퍼즐&색칠북
**어린시절편**

- 어린시절 추억을 회상하게 하는 그림!
- 가위로 자르고 퍼즐을 맞추면 완성!
- 인지기능과 집중력을 향상할 수 있는 활동!
- 색칠하기와 가위질로 소근육 단련!

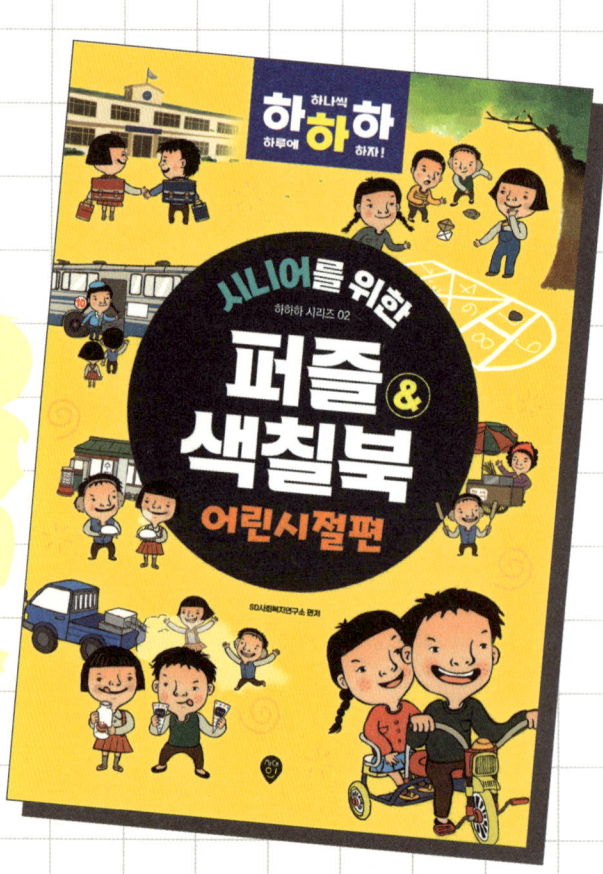

# 한 권으로 시작하는 취미생활!

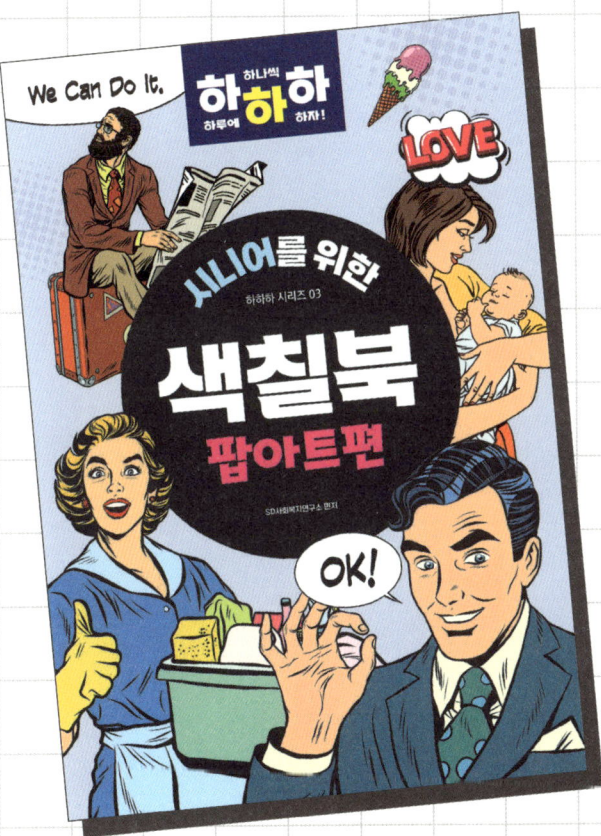

### 03
## 색칠북
### 팝아트편

- 시선을 사로잡는 유쾌한 팝아트 그림!
- 어디서나 할 수 있는 간단한 취미생활!
- 스트레스를 해소해 주는 즐거운 활동!
- 색칠하기 쉬운 그림과 원본 크기의 견본 그림 수록!

### 04
## 퍼즐&색칠북
### 학창시절편

- 추억을 떠올리게 하는 글과 그림!
- 가위질로 소근육을 단련할 수 있는 활동!
- 스트레스를 해소해 주는 간단한 취미생활!
- 퍼즐을 맞추며 인지기능과 집중력 향상!

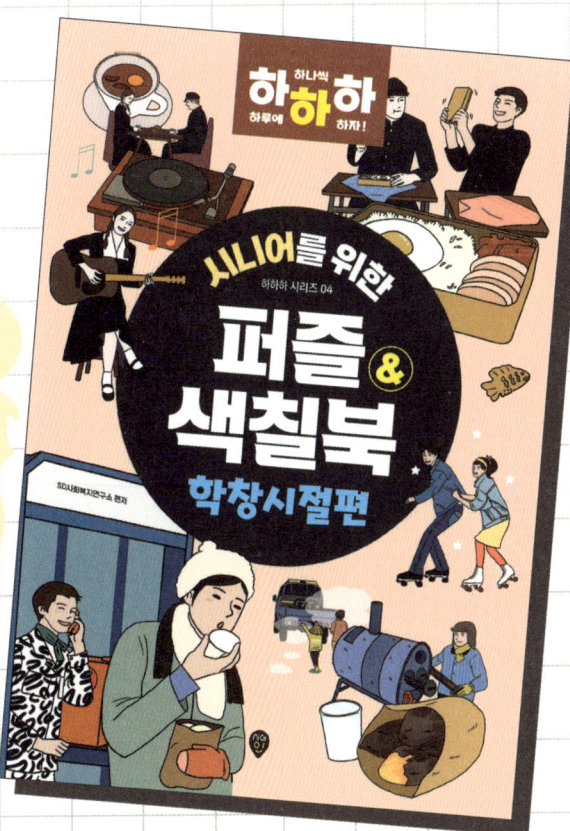